ÉTUDE

SUR LES

PNEUMONIES INFECTIEUSES

PAR

Henri DEMMLER

Docteur en médecine de la Faculté de Paris,
Ancien externe des hôpitaux,
Medaille de bronze de l'Assistance publique.

ALEXANDRE COCCOZ, LIBRAIRE-EDITEUR

11, RUE DE L'ANCIENNE-COMÉDIE, 11

1882

ÉTUDE

SUR LES

PNEUMONIES INFECTIEUSES

ÉTUDE

SUR LES

PNEUMONIES INFECTIEUSES

PAR

Henri DEMMLER

Docteur en médecine de la Faculté de Paris,
Ancien externe des hôpitaux,
Médaille de bronze de l'Assistance publique.

1882

ÉTUDE

SUR LES

PNEUMONIES INFECTIEUSES

INTRODUCTION.

L'idée d'attribuer, dans certains cas, à la pneumonie une cause plus générale qu'un simple refroidissement, une cause spécifique, n'est pas de date absolument récente. Laënnec, dont l'autorité en pareille matière ne saurait être contestée, écrivait déjà en 1826 :

« Le poison des serpents et particulièrement du serpent à sonnettes détermine très fréquemment des pneumonies. Diverses substances médicamenteuses injectées dans les veines, dans des expériences physiologiques, produisent le même effet. Il est probable que souvent les pneumonies qui règnent épidémiquement sont dues à une cause analogue, c'est-à-dire à des miasmes délétères qui ont pénétré dans l'économie à l'aide de l'absorption cutanée ou pulmonaire; car rien n'est plus commun que de rencontrer des pneumonies auxquelles on ne saurait assigner aucune cause occasionnelle (1). »

(1) Laënnec. Traité de l'auscultation. Edit. de la Faculté de médecine, 1879, p. 291.

Sans doute Laënnec ne connaissait pas les microbes, mais il connaissait les maladies générales qui portent d'emblée leur action sur le sang, et la ressemblance de certaines pneumonies avec quelques-unes de ces maladies générales, ne pouvait échapper à un observateur aussi éminent.

Bouillaud, qui considérait le froid comme la cause presque constante de toutes les pneumonies, ne pouvait cependant s'empêcher de reconnaître l'existence de « pneumonies réellement spécifiques » qu'il distinguait nettement de la pneumonie franche. Parlant du traitement des pneumonies qu'il appelle fausses, bâtardes ou anormales, parmi lesquelles se trouve comprise la pneumonie grippale, il dit : « Si donc les émissions sanguines ne triomphent pas aussi facilement que dans le cas de pneumonie normale, c'est que l'élément péripneumonique n'est pas toute la maladie, c'est qu'il se trouve combiné avec d'autres éléments morbides, avec une infection, un empoisonnement du sang (1). »

Grisolle, dans son Traité de la pneumonié, étudie spécialement parmi les causes de cette affection les constitutions épidémiques, et il reproduit en la développant l'opinion exprimée par Laënnec.

Enfin, plus récemment Skoda, dans ses recherches sur l'étiologie de la pneumonie, dit que la maladie tient à un miasme organisé ou organique, atmosphérique ou tellurique.

Aujourd'hui, depuis les belles recherches de M. Pasteur sur le rôle des microbes dans la pathogénie des maladies, depuis surtout la publication des expériences de Klebs, l'hypothèse des anciens auteurs tend à

(1) Bouillaud. Art. Pneumonie du Dict. en 15 vol.. 1835.
(2) Skoda. Allgem. Wienn. med. Zeitung, 1861.

entrer de plus en plus dans le domaine des faits. Depuis lors, les observations se multiplient, la relation de certaines pneumonies avec les causes générales d'infection se confirme chaque jour davantage, et récemment M. le professeur Bouchard, dans ses leçons orales à la Faculté, venait prêter à ces données nouvelles l'autorité de son profond savoir.

Nous avons donc cru pouvoir choisir pour sujet de notre thèse inaugurale l'étude des faits de pneumonies infectieuses publiés jusqu'à ce jour ; mais, dans une question encore aussi controversée et qui soulève les difficiles problèmes de l'infection et de la contagion, nous n'avons pas voulu tracer une description d'ensemble. Nous plaçant à un point de vue exclusivement étiologique, nous avons simplement voulu réunir et grouper les faits afin d'en dégager leur communauté d'origine. C'était là une tâche peut-être facile, et assurément peu ambitieuse : c'était cependant la seule que nous croyions pouvoir nous assigner, estimant que l'élève ne doit point vouloir parler trop haut quand l'opinion des maîtres n'est pas encore parfaitement assise.

Nous avons divisé ce travail en deux parties. Dans la première, nous étudierons les causes habituelles de la pneumonie aiguë, et les principales théories émises sur sa nature, en nous plaçant spécialement au point de vue qui nous occupe. Dans la seconde, nous relaterons simplement les faits observés, en les groupant suivant leur caractère épidémique, contagieux ou sporadique, et nous terminerons par un résumé faisant ressortir les points saillants de ces diverses observations.

La plupart de ces observations sont empruntées à la lit-

térature étrangère : nous les avons presque toutes tradui-
tes nous-mêmes aussi fidèlement que possible et nous es-
pérons ne pas en avoir dénaturé le caractère et la portée.
Quelques traductions nous ont été faites par des amis
dont les connaissances médicales nous sont un sûr garant
de leur exactitude.

Avant d'entrer en matière, nous tenons à remercier ici
tous nos maîtres de leur bienveillance constante à notre
égard ; en particulier M. le Dr Féréol et M. le Dr Archam-
bault qui, dans des circonstances que nous n'avons pas à
rappeler, nous ont témoigné un intérêt dont nous avons été
vivement touchés.

Nous adressons aussi tous nos remerciements à M. le
Dr Cuffer, médecin des hôpitaux, qui nous a encouragé
dans notre travail, et a bien voulu mettre à notre disposition une observation prise dans son service.

PREMIÈRE PARTIE

DES CAUSES ET DE LA NATURE DE LA PNEUMONIE AIGUE

CHAPITRE PREMIER.

DU REFROIDISSEMENT CONSIDÉRÉ COMME CAUSE DE LA PNEUMONIE.

De toutes les maladies habituellement observées dans nos pays, il n'en est peut-être pas de mieux étudiée que la pneumonie lobaire aiguë. Ses symptômes fonctionnels caractéristiques, ses signes d'auscultation et de percussion, sa marche et ses lésions toutes spéciales sont bien connus, depuis Laënnec et il faut reconnaître, à la gloire de ce grand génie, qu'il a été ajouté peu de chose à sa description magistrale. Mais, si l'aspect clinique de la phlegmasie pulmonaire, si ses caractères anatomiques sont placés aujourd'hui hors de toute contestation, il n'en est pas de même des causes qui la déterminent.

Considérons seulement la principale, nous pourrions, presque dire l'unique cause la plus généralement attribuée à la pneumonie, nous voulons parler du refroidissement.

L'habitude de regarder cette cause comme intimement liée à l'inflammation du poumon est tellement grande qu'en présence d'un malade atteint de pneumonie, il est bien rare qu'on soit tenté de la mettre en doute, et l'on se contente souvent d'une réponse plus ou moins vague pour affirmer que le malade s'est refroidi. De fait, l'influence étiologique des refroidissements dans la production de la phlegmasie pulmonaire repose sur des faits certains qu'il serait difficile de nier. Est-ce à dire pour cela qu'elle soit constante ?

Bouillaud, sans émettre une opinion tout à fait aussi absolue, regardait pourtant les refroidissements comme une cause de pneumonie excessivement fréquente, puisque, d'après lui, elle serait manifeste dans 75 cas sur 100. Mais cette opinion de Bouillaud se trouve contredite par un grand nombre d'auteurs dont l'autorité ne saurait être révoquée en doute.

Si nous consultons le *Traité de la pneumonie* de Grisolle, nous voyons que cet illustre maître a recherché avec le plus grand soin la cause refroidissement dans 250 cas de pneumonie observés par lui. Or, chez 49 malades seulement, l'impression du froid a pu être incriminée. Chomel, après une investigation tout aussi minutieuse, n'a pu établir cette cause que 14 fois sur 79 ; et Barth, sur 125 pneumonies observées par lui, n'a pu trouver comme cause le refroidissement que 38 fois. Ainsi donc, d'après Grisolle et Chomel, ce ne serait guère que dans le quart des cas, d'après Barth dans un peu moins du tiers, que la pneumonie reconnaîtrait le froid comme cause occasionnelle.

Cette proportion déjà si restreinte paraît devoir être encore diminuée si l'on considère le résultat de recherches plus récentes.

Gerhard (1), sur 166 pneumoniques, n'en a trouvé que 33

(1) Nous extrayons les chiffres suivants de l'article de M. Lépine. Dict. de méd. et de chir. pratique. Pneumonie lobaire aiguë, p. 397.

dont la maladie ne reconnaissait d'autre cause occasionnelle qu'un refroidissement.

Ziemssen est arrivé à une proportion encore plus faible,
puisque sur 106 cas de pneumonie il n'a pu que 10 fois
prouver l'existence d'un refroidissement.

Enfin Griesinger a atteint un chiffre véritablement insi-
gnifiant: sur 212 cas, 4 fois seulement la maladie aurait
été produite par un refroidissement.

Ainsi, d'après Gerhardt, un peu plus de 20 p. 100 des
pneumonies aiguës, d'après Ziemssen moins de 10 p. 100,
et d'après Griesinger moins de 2 p. 100 reconnaîtraient
comme cause un refroidissement quelconque. Ces chiffres
sont significatifs, et bien qu'ils ne concordent pas parfaitement, ils établissent cependant d'une façon certaine ce fait
que l'action pathogénique du froid dans la pneumonie est
loin d'être aussi commune qu'on l'a cru pendant longtemps.

Sans doute, il est facile de répondre que bien souvent les
malades soignés dans les hôpitaux sont hors d'état de nous
renseigner d'une façon précise sur l'action d'une cause à
laquelle ils sont journellement exposés, si bien qu'ils n'y
font plus attention. Mais alors sur quoi basera-t-on son
opinion, et de quel droit pourrait-on prétendre que le malade s'est refroidi, si ce refroidissement ne peut être établi
avec certitude ? Ce qu'il est plus juste de dire, et Grisolle
le fait remarquer, c'est que bien souvent les malades prennent pour un refroidissement le frisson du début de la
pneumonie, et c'est pourquoi l'action pathogénique du froid
dans cette maladie a été regardée comme si fréquente.
Pour notre part, s'il nous est permis de mentionner ici ce
que nous avons vu nous-même, nous avons pu bien des
fois constater la vérité de cette assertion. Ajoutons, avec

Grisolle, que le froid ne saurait être considéré comme cause
déterminante si son action n'a été prompte et si ses effets
ne se sont bientôt fait sentir. Dans tous les cas où cette
action lui a paru évidente, c'est le plus souvent moins de
douze heures après le refroidissement que les symptômes
de la maladie se sont développés : quand leur apparition
n'a lieu qu'un jour ou deux jours après, si, pendant cet
intervalle le malade est resté parfaitement bien portant, il
serait bien difficile, suivant Grisolle, d'admettre que le refroidissement a été la cause de la pneumonie.

Un fait qui, pour beaucoup d'auteurs, et cela en particulier en Angleterre et en Allemagne, vient sérieusement
contester l'influence étiologique des refroidissements dans
la pneumonie, c'est le défaut de rapport qu'il y a entre
les variations de la bronchite et celle de la phlegmasie
pulmonaire suivant les saisons. Si la pneumonie et
la bronchite ont généralement leur maximum de fréquence en hiver, et leur minimum pendant les derniers
mois de l'été, ces deux maladies ne suivent cependant pas
une marche parallèle, et il arrive au contraire qu'on voit
le nombre des cas de pneumonie diminuer quand le nombre
des cas de bronchite conserve toujours un taux aussi
élevé, ou bien c'est l'inverse qui se produit : il résulterait
de ce fait que les refroidissements, causes si générales de
bronchite, n'ont que peu de chose à voir dans la production
de la pneumonie. Nous citerons comme s'étant particulièrement occupé de cette question le médecin anglais
Sturges (1).

Cet auteur, qui a fait des relevés statistiques très intéressants afin d'établir la mortalité comparée de la bronchite

____

(1) Sturges. On pneumonia. London, 1876.

et de la pneumonie, est arrivé aux résultats suivants :
pour une période de neuf années (1865-1873), la moyenne
des décès par bronchite et par pneumonie a été pour chaque saison :

Bronchite. — P. 0/0... 44 — 22 — 10 — 24.

Pneumonie. — P. 0/0... 32 — 27 — 16 — 25.

En mettant ces chiffres en regard, on voit que pour le
premier trimestre les décès par bronchite ont été deux fois
aussi nombreux que pour le second, et plus de trois fois
autant que pour le quatrième trimestre. Au contraire, le
chiffre des décès par pneumonie n'a été, dans le premier trimestre, que d'un cinquième plus élevé que dans le second,
et il a dépassé seulement du double le chiffre des décès du
troisième trimestre.

Il résulte de cette statistique que les variations saison-
nières n'agissent pas de la même façon dans la production
de la pneumonie et de la bronchite, et que notamment la
pneumonie est beaucoup plus fréquente au printemps et
en été que la bronchite. Remarquons en outre que les observations de Sturges ont été faites en Angleterre, c'est-à-
dire dans un climat essentiellement humide et où les refroidissements sont fréquents. Aussi cet auteur a-t-il pu
dire « qu'un accroissement considérable de l'humidité de
l'air tend à accroître le nombre des cas de bronchite,
mais n'a plus la même tendance en ce qui concerne la
pneumonie, le minimum des cas de pneumonie, en l'espace
de dix ans, ayant été observé dans des semaines qui suivaient des pluies excessives. » Ce fait serait surtout vrai
pour l'Inde, où, pendant les pluies de la mousson, on observe une décroissance remarquable des cas de pneumonie.
Au contraire, la pneumonie, toujours d'après le même auteur, paraîtrait plutôt en rapport avec la sécheresse de l'air :

les vents secs, surtout les vents du N.-E., augmenteraient
sa fréquence, tandis que les vents humides et chauds du
S.-O. tendraient à la diminuer. Nous verrons tout à l'heure
comment ce fait pourrait être interprété.

De tout ce qui précède, nous sommes donc amené à conclure que l'action pathogénique du refroidissement dans la
pneumonie ne saurait être prouvée dans la majorité des
cas. Il en résulte qu'on est conduit à chercher autre chose
et c'est ce qui explique la grande diversité des théories
émises sur la nature de la phlegmasie pulmonaire, théories
que nous allons maintenant exposer.

<hr>

CHAPITRE II.

DE LA PNEUMONIE AIGUE CONSIDÉRÉE COMME MALADIE GÉNÉRALE.

Les anciens et parmi eux Huxham et Fr. Hoffmann regardaient la pneumonie comme une maladie générale, dont la
lésion du poumon n'était que le principal symptôme. Pour
eux, qui ne voyaient que les phénomènes extérieurs de la
maladie, la fièvre était le fait dominant et primordial, la
pneumonie n'était que la conséquence de sa localisation
sur le poumon. Avec les travaux anatomo-pathologiques
du commencement du siècle, cette interprétation cessa
d'être admise : bien étudiée sur le cadavre, devenue facile
à reconnaître sur le vivant par la découverte de l'auscultation, la lésion pulmonaire passa au premier plan, les

symptômes généraux, la fièvre lui furent subordonnés, et l'inflammation du poumon fut considérée comme le type des inflammations franches. En d'autres termes, suivant les idées encore assez généralement reçues aujourd'hui, la pneumonie est une maladie locale qui détermine de la fièvre et des phénomènes généraux.

Cependant l'ancienne doctrine ne disparut pas complètement : la conception de la *fièvre pneumonique*, abandonnée par l'Ecole de Paris, continua à être défendue par l'Ecole de Montpellier, et, à Paris même, Andral ne paraissait pas avoir tout à fait rompu avec ces idées quand il écrivait :

« Après avoir trop multiplié les espèces de pneumonie, n'est-on pas tombé aujourd'hui dans un excès contraire ? Faut-il par exemple rayer du cadre nosologique les pneumonies bilieuses ou adynamique ? Faut-il rejeter dans tous les cas l'existence d'un état inflammatoire général qui précéde la pneumonie comme, dans le rhumatisme, cet état général précède souvent l'inflammation articulaire ? (1) »

A l'appui de cette manière de voir, notre grand clinicien citait une observation où les premiers symptômes de pneumonie n'apparurent que six jours après le début d'un mouvement fébrile violent, et il concluait « que les inflammations elles-mêmes peuvent être précédées d'un état inflammatoire général dont la phlegmasie, qui survient ensuite, n'est en quelque sorte que la localisation. »

La doctrine de la fièvre pneumonique était donc loin d'être morte, et elle ne devait pas tarder à être reprise par beaucoup de ceux même qui l'avaient abandonnée.

____

(1) Andral. Clinique médicale, t. III, p. 270.

M. Marrotte (1), en 1855, publia sur la fièvre synoque péripneumonique un remarquable travail où il démontrait que le mouvement fébrile connu sous le nom de fièvre synoque, de fièvre catarrhale, s'accompagne bien souvent d'une localisation sur le parenchyme pulmonaire : cette localisation est essentiellement fugace comme la fièvre qui lui donne naissance ; mais, d'après M. Marrotte, on n'en aurait pas moins affaire au premier stade de la pneumonie, caractérisé par le râle crepitant de la période d'engouement. C'est à peu de chose près ce que l'on a décrit depuis sous le nom de pneumonie abortive.

Presque en même temps, Traube (2) publiait sur l'étiologie de la pneumonie un important travail où il résume de la façon suivante les arguments qui peuvent être invoqués à l'appui de la doctrine de la fièvre pneumonique.

' 1° Dans beaucoup de cas, le développement de la pneumonie est précédé, quelquefois pendant quatre semaines, de prodromes manifestes : faiblesse musculaire, sensations anormales (céphalalgie, tiraillements dans les membres), troubles digestifs (perte d'appétit, etc.). Après une durée plus ou moins longue de ces phénomènes apparaît un frisson apres lequel se développent ensuite les symptômes locaux de la pneumonie.

2° Quelquefois la pneumonie prend l'aspect d'une fièvre qui se maintient pendant plusieurs jours sans que l'appareil respiratoire soit intéressé. Pendant ce temps on ne remarque aucun bruit anormal dans la poitrine, pas de toux, pas d'expectoration, pas de sensations anormales du côté du poumon

(1) Marrotte. Fièvre synoque péripneumonique. Arch. gén. de méd., 1855.
(2) Traube Contribution a l'étiologie de la pneumonie. Analyse in Canstatt's Jahresbericht, 1855.

3° Dans l'opinion qui fait de la pneumonie le produit immédiat d'une cause occasionnelle, on ne comprend pas pourquoi l'inflammation se propage dans le tissu pulmonaire. L'explication ordinaire, que l'inflammation renferme en elle-même les conditions de son développement, n'est pas suffisante. C'est ce qui ressort particulièrement des faits suivants. Dans plusieurs cas, au moment où la maladie a atteint son acmé, la crise survient brusquement, et à partir de ce moment toute propagation de processus inflammatoire s'arrête ; en outre, dans beaucoup de cas, l'inflammation attaque non pas les portions de tissu avoisinant son siège primitif, mais des portions du tissu de l'autre poumon.

4° Souvent, dans le cours de l'affection, on observe une chute de la fièvre en même temps que le processus inflammatoire s'arrête. La température tombe jusqu'à la normale ; la matité qui existait au niveau du siège de l'hépatisation fait place à la sonorité ; au lieu de la respiration bronchique, on perçoit de nouveau des râles, les crachats deviennent plus clairs, etc. En un mot, suivant toute apparence, la maladie est terminée. Mais après un intervalle de 12 à 24 heures la fièvre est déjà remontée à son degré primitif, tandis que l'exsudat se reforme dans la partie primitivement atteinte, ou bien que le processus exsudatif s'étend plus loin. On observe le même fait dans l'érysipèle.

5° Il n'est pas rare de voir la résorption de l'exsudat se faire dans la partie primitivement atteinte, tandis qu'en même temps une nouvelle infiltration se fait dans des portions de tissu éloignées de la première. Ce phénomène aussi présente son analogue dans l'érysipèle.

6° La pneumonie a une marche régulière, ce qui ne

s'observe pas dans les inflammations d'origine traumatique.

Nous n'avons pas à apprécier ces divers arguments : nous voulons seulement faire remarquer, à l'appui de ceux de la série 2, que le fait de voir la fièvre précéder la lésion pulmonaire est loin d'être rare et sans doute serait constaté bien plus souvent si l'on observait toujours les malades dès le début des accidents. M. le professeur Bouchard a rapporté il n'y a pas longtemps un fait de ce genre, que nous trouvons consigné dans la thèse de M. le Dr de Marignac (1). Il s'agit d'un infirmier de Bicêtre, pris d'un frisson pendant la visite ; la température rectale pendant le frisson présenta un abaissement remarquable, 36°,9. Le lendemain, elle atteignait 39°2, et ce ne fut que le surlendemain que les signes de la pneumonie furent perceptibles.

M. le professeur Dupré (de Montpellier) est venu apporter, à la doctrine de la fièvre pneumonique, de nouveaux arguments, dans son beau travail sur les fluxions de poitrine de nature catarrhale (2). D'après lui il faut admettre, à côté des pneumonies franches inflammatoires, une autre classe de pneumonies caractérisées dès le début par des symptômes généraux graves : faiblesse extrême, convulsions, tremblement, délire, sécheresse de la peau et petitesse du pouls ; avec cela une dyspnée souvent hors de proportion avec le peu d'étendue des symptômes locaux ; chez quelques malades enfin, tendances septiques et même gangrène évidente. Ces pneumonies, qui ne seraient qu'un épiphénomène de l'affection catarrhale, seraient communes à Montpellier et dans tout le midi de la France. Elles

(1) De la pneumonie lobaire dans le cours de la fièvre typhoïde. Thèse de Paris, 1881, p. 53.

(2) Dupré. Montpellier médical, 1860.

se-distingueraient surtout des pneumonies franches par leur début lent, insidieux, accompagné d'un frisson superficiel et de douleurs contusives ; par le peu d'intensité relative du mouvement fébrile ; par les accidents nerveux fréquents au début et le caractère souvent latent des lésions locales. La fièvre, si peu intense qu'elle soit, serait toujours le fait primordial. « Sous son influence, des mouvements fluxionnaires se préparent, s'établissent, et quand ils se fixent sur le plèvre, les poumons, etc., ils constituent les pleurésies, pneumonies, pléuro-pneumonies catarrhales ou mieux les fluxions de poitrine de ce nom. »

La doctrine de la fièvre pneumonique, dont nous avons tâché d'exposer les points principaux, vient de recevoir en Allemagne une impulsion toute nouvelle, grâce à l'adjonction d'un élément particulier. Aujourd'hui, beaucoup d'auteurs allemands, et à leur tête Klebs, Cohnheim et Jürgensen, considèrent la peumonie, non seulement comme une maladie générale, mais même comme une maladie générale infectieuse, analogue, par exemple, aux fièvres éruptives ou à l'érysipèle. Cette théorie, déjà émise en France, dans un mémoire adressé à l'Académie de médecine, en 1868, par M. le Dr Bailly (1), se fonde surtout, aujourd'hui, sur le résultat des expériences instituées par Klebs en 1874.

Dans un important travail sur l'action pathogénique des schistomycètes (2), Klebs rappelle les expériences de O. Weber démontrant que le liquide extrait des poumons hépatisés possède des propriétés pyrétogènes très actives.

(1) Bailly. Relation d'une épidémie de fièvre catarrhale, de pneumonies et de suettes. Bull. de l'Acad. de méd., 1868.

(2) Klebs. Beitrage zur Kenntniss der pathogenen Schistomyceten. Archiv. f. experiment. pathologie, 1875, t. IV, p. 420.

Il signale l'apparition de la pneumonie en foyers circonscrits, localisés, comme on l'observe surtout dans les pays de montagne, la Suisse, par exemple, où la maladie éclate brusquement ét prend un caractère épidémique dans une vallée alors que les vallées voisines restent absolument indemnes. Si l'influence du refroidissement peut être établie dans beaucoup de cas, il n'en est pas moins vrai que bien des fois cette influence n'a joué aucun rôle dans la production de la pneumonie : Klebs a notamment observé à Prague une épidémie de typhus dans le cours de laquelle se développait un processus pneumonique avant que les lésions intestinales eussent encore fait leur apparition, et même bien des fois les lésions intestinales manquaient totalement. Avait-on affaire à un pneumo-typhus, c'est-à-dire à une localisation anormale du processus typhique, ou bien s'agissait-il d'une combinaison de deux processus infectieux distincts ? Klebs laisse la question en suspens, mais de ce fait, ainsi que des précédents, il conclut que la pneumonie est une maladie zymotique.

Afin d'établir plus complètement son opinion, le professeur d'anatomie pathologique de Prague s'est mis en devoir de rechercher si, dans les tissus ou les humeurs des malades morts de pneumonie, il n'existait pas un organisme microscopique, un microbe spécial qui, développé par la culture, pourrait donner lieu, chez les animaux, à un processus analogue. Il a d'abord soumis à l'examen microscopique le liquide de sécrétion bronchique ou le liquide extrait des portions de poumon hépatisées. En dehors d'éléments cellulaires divers, globules blancs et rouges, globules de pus, etc., ce liquide contenait, d'une façon presque constante, une quantité considérable de *monadines*, organismes inférieurs distincts des microsporines qu'on observe dans le typhus, la diphthérie et les affections septiques.

Dans quelques cas, ces monadines se présentaient sous forme de granulations immobiles qu'il était difficile de distinguer d'autres granulations : mais toujours, par la culture, on pouvait obtenir des monades douées de mouvement ; cultivées dans le blanc d'œuf, ces monadines se développaient et s'accroissaient rapidement, et elles présentaient alors des mouvements très vifs.

Mais, ainsi que le fait remarquer Klebs, la présence seule de ces microbes dans les voies respiratoires ne pouvait suffire à établir leur action pathogénique, car elle peut très bien s'expliquer par le fait de la respiration d'un air impur et vicié. Pour qu'on ait le droit de leur attribuer un rôle dans la production de la maladie, il faut que ces organismes aient pénétré plus profondément dans l'économie et qu'on les retrouve en d'autres points du corps éloignés de leur porte d'entrée.

Or, sur cinq cadavres de pneumoniques morts du 21 au 31 mars 1874, Klebs a trouvé quatre fois des monadines dans le liquide des ventricules cérébraux ; leur pénétration dans l'économie ne saurait donc être mise en doute. « Mais si les monadines pénètrent ainsi dans l'organisme et que du poumon on peut les suivre dans les cavités encéphaliques et jusque dans la substance même du cerveau, si donc elles parcourent toute l'économie avec facilité, il y a sans doute des cas dans lesquels cette migration s'arrête et où des maladies des autres organes se développent à la suite de la pénétration des schistomycètes. » A l'appui de cette hypothèse, Klebs dit qu'il a vu beaucoup de pneumonies accompagnées d'abcès du cerveau et de méningite suppurée ; il donne surtout, dans son travail, de nombreux procès-verbaux d'autopsies dans lesquels on remarque la coïncidence de la pneumonie, soit avec une néphrite hémorrhagique, soit avec une endocardite ou une péricardite, soit avec une hépatite.

Dans plusieurs de ces cas, on a pu trouver, soit dans le sang, soit dans le parenchyme rénal, des amas de monadines; dans l'un (pneumonie gauche, méningite cérébrospinale, dégénérescence parenchymateuse des reins, hépatite), on trouva dans le cervelet des dépôts jaunes contenant des monadines qui ressemblaient beaucoup à celles développées par la culture.

Enfin, pour établir d'une façon complète l'action pathogénique des monadines, Klebs a fait faire, sous sa direction, par le Dr Lubinski, des expériences d'inoculation avec les liquides de culture. Ces expériences, dont nous rapporterons plus loin les principales, n'ont pas toutes donné de résultat en ce qui concerne la pneumonie; dans plusieurs, cependant, on a déterminé, chez les lapins à qui l'inoculation avait été faite dans la chambre antérieure de l'œil, une véritable hépatisation du poumon. L'inoculation ne déterminait aucun trouble appréciable quand le liquide de culture avait été préalablement porté à 50°.

En définitive, pour Klebs, la pneumonie aiguë est une maladie générale infectieuse, et l'agent de sa transmission est un microbe appartenant au groupe des monadines, qu'il désigne sous le nom de Monas pulmonale et qui présenterait les caractères suivants :

1° Monades sphériques mobiles de 5 μ de diamètre, qui 'accroissent par division, vraisemblablement aussi par accolement, et se transforment en granulations doubles, en bimonades. De celles-ci naissent :

2° Des bâtonnets mobiles de 2 à 10 µ de longueur, doués d'un mouvement oscillatoire lent et en spirale.

3° Ceux-ci se divisent en long ou s'accolent suivant leur longueur, et les bâtonnets immobiles se disposent en échelons.

4° Ceux-ci se décomposent à leur tour en monades immobiles, chagrinées, dont chacune est entourée d'une zone gélatineuse claire. Quand les matériaux nécessaires à leur nutrition font défaut, de préférence dans le corps de l'animal qu'elles habitent, il se développe :

5° De courtes chaînes de 4 à 5 monades immobiles. En même temps que Klebs cherchait à démontrer par l'expérience la nature infectieuse de la pneumonie, Jurgensen (1) prétendait arriver à la même démonstration par des considérations d'un autre ordre. « La pneumonie, dit-il, est une maladie générale et non une maladie locale. L'inflammation du poumon n'est qu'un symptôme principal, les phénomènes de la maladie ne peuvent s'expliquer par les désordres locaux. Il est nécessaire d'admettre une action morbigène spécifique. La pneumonie croupale appartient donc au groupe des maladies infectieuses. » A l'appui de cette assertion, Jurgensen développe les arguments cliniques, déjà invoqués par Traube ; puis il y ajoute des preuves tirées de l'étiologie portant surtout sur le défaut de parallélisme entre la fréquence de la bronchite et celle de la pneumonie, fait que nous avons déjà signalé. Enfin, Jurgensen complète sa démonstration par des considérations tirées de l'anatomie pathologique : d'après lui, la pneumonie fibrineuse se distingue absolument de toutes

____

(1) Jurgensen. Art. Croupöse Pneumonie. Ziemssen's Handbuch, t. V, 1874.

les autres formes d'inflammation pulmonaire en ce qu'on ne peut pas réaliser expérimentalement ses lésions, pas plus que les lésions de la fièvre typhoïde dans l'intestin ; au contraire, on peut provoquer des pleurésies et des bronchites.

Ces divers arguments ont été résumés par Jurgensen de la façon suivante :

1° La pneumonie fibrineuse et la bronchite ont une distribution géographique tout à fait différente. La première échappe aux lois qui règlent le développement de la seconde ;

2° Il y a, dans les différentes saisons de l'année, de frappantes différences entre la fréquence de la pneumonie, d'une part, et celle de la pleurésie et de la bronchite, d'autre part ;

3° Si l'on compare la courbe de la mortalité par maladies inflammatoires (péricardite, pleurésie, laryngite, céphalite, hépatite, péritonite, gastrite, entérite), celle de la mortalité par maladies des organes respiratoires (à l'exception de la pneumonie, de la tuberculose, de la coqueluche et du croup), et celle de la mortalité par pneumonie dans une série d'années, on ne trouve pas de parallélisme entre ces courbes, surtout entre celle des phlegmasies et de la pneumonie ;

4° Les agents extérieurs, et particulièrement le froid, ne peuvent être regardés que si rarement comme la cause de la pneumonie, qu'il est impossible de les considérer comme causes déterminantes ;

5° Les irritants ordinaires, faibles ou forts, sont dans l'impuissance de produire une pneumonie ; il faut, de même que pour la fièvre typhoïde, un agent doué de propriétés spéciales ;

6⁰ Pendant toute la durée de la pneumonie, il n'y a aucun rapport constant entre les symptômes locaux et la fièvre : par conséquent, celle-ci ne peut dépendre de l'état local ;

7° Aucune maladie locale né présente à un aussi haut degré que la pneumonie une marche typique.

Jurgensen conclut donc qu'il faut rapprocher la pneumonie fibrineuse de la méningite cérébro-spinale, du rhumatisme aigu et des fièvres intermittentes. C'est une maladie générale avec des symptômes locaux, et non une maladie locale avec des symptômes généraux. D'autre s auteurs allemands, tels que Kussmaul, pénétrant plus avant encore dans la voie ouverte par Klebs et Jurgensen, prétendent établir, sinon l'identité, du moins l'analogie étroite de la pneumonie et de l'érysipèle, analogie que Traube ne faisait que signaler. Leurs principaux arguments ont été résumés par Homburger (1), élève de Kussmaul, dans sa dissertation inaugurale. Ils sont empruntés à l'étiologie et à la clinique ; au point de vue étiologique : nature infectieuse des deux maladies ; coïncidence des deux affections, sans cause connue, à certaines époques de l'année ; leur apparition, comme maladies secondaires, dans les fièvres infectieuses ; — au point de vue clinique : caractère de la fièvre, qui s'accompagne de température élevée dans les deux maladies ; début des deux affections par un frisson violent ; marche cyclique dans les deux cas ; résolution rapide et rétablissement prompt dans les deux maladies ; suppuration rare, c'est-à-dire rarement formation d'abcès ; enfin, gonflement de la rate, fréquent dans

____

(1) Homburger. Recherches sur la pneumonie fibrineuse. Dissert. inaug. Strasbourg, 1879.

les deux maladies, et surtout grande prédisposition aux réci-
dives, qu'on observe pour la pneumonie comme pour l'érysipèle. Toutes ces nouvelles théories concernant la nature de
la pneumonie franche sont encore loin d'être acceptées par
tout le monde ; et en France surtout elles rencontrent une
grande opposition. M. Bernheim (1), de Nancy, est un des
premiers qui ait émis chez nous des vues à peu près analogues. Dans de remarquables leçons cliniques, il fait ressortir la fréquence des prodromes dans certains cas de
pneumonie, l'indépendance de la fièvre et de la lésion
locale, l'impossibilité de déterminer expérimentalement la
pneumonie, bref tous les arguments invoqués à l'appui de
la conception de la fièvre pneumonique, et s'il ne conclut
pas formellement que cette fièvre est de nature infectieuse,
du moins il semble en être bien près, quand il dit : « La
fièvre peut précéder et je crois que dans la majorité des cas
elle précède la lésion anatomique ; ce n'est pas une fièvre
inflammatoire. Lorsque, à la suite d'une plaie, une inflammation se développe, le gonflement, la rougeur, la chaleur
locale précèdent la réaction fébrile, et le frisson apparaît
seulement pour indiquer la suppuration. C'est au contraire
le propre des maladies infectieuses, des pyrexies, de l'é-
rysipèle, qui est une maladie infectieuse générale ou locale,
de débuter par la fièvre ou par des symptômes généraux ;
le frisson signale l'entrée spontanée ou expérimentale
d'une substance putride ou fermentescible dans le
sang. »

Dans un autre travail (2), M. Bernheim insiste sur les
pneumonies éphémères qui ne seraient que les formes abor-

----

(1) Bernheim. Leçons de clinique médicale, 1877, p. 26 et suiv.
(2) Bernheim. Fébricules pneumoniques. Rev. méd. de l'Est, 1877.

tives de la maladie pulmonaire, et qu'il désigne sous le nom de *fébricules pneumoniques*. Ces pneumonies abortives qui évoluent en moins de cinq jours, et qui ont été signalées par un grand nombre d'autres auteurs, tels que le professeur Charcot, Wunderlich, Leube, etc., devraient être comparées dans la théorie allemande aux autres formes abortives des maladies infectieuses.

Si nous résumons tout ce qui précède, nous voyons que la doctrine de la fièvre pneumonique paraît basée sur des faits certains et indéniables; parmi lesquels l'indépendance de la fièvre et de la lésion locale nous semble avoir le plus de valeur et ne saurait être sérieusement contestée. Maintenant cette fièvre pneumonique est-elle toujours produite par un agent infectieux comme le voudrait une partie de l'Ecole allemande, et doit-on complètement rejeter de l'étiologie de la pneumonie la cause refroidissement? Dans l'état actuel de la science, la chose parait difficile, et c'est pourquoi un grand nombre d'auteurs, dont il nous reste à parler, admettent, à côté de la pneumonie franche produite par le froid, une autre classe de pneumonies qui seraient seules d'origine infectieuse.

M. Bonnemaison (1), dans un remarquable mémoire lu à la Société médicale des hôpitaux, a défendu avec beaucoup de talent cette nouvelle manière de voir. Ayant observé à Toulouse, en 1874, une véritable épidémie de pneumonies adynamiques où dominaient l'étendue des lésions, la gravité de l'état général et la rapidité de l'évolution, ayant observé en outre des cas de contagion qui lui paraissent certains, il n'hésite pas à attribuer ces pneumonies à la

(1) Bonnemaison. Pneumonies malignes ; constitution médicale septicémique. Soc. méd. des hôp., 1875, et Union médicale, 1875.

même origine que les fièvres typhoïdes, les fièvres puerpérales, les érysipèles, les grippes qui sévissaient alors en
ville avec une grande intensité. Il rappelle les coïncidences
de ce genre, déjà signalées, notamment le fait observé en
1856 à l'hôpital des Cliniques, où, dans une salle évacuée
pour cause de fièvre puerpérale et dans laquelle on avait
mis d'autres malades, éclata une véritable épidémie d'érysipèles, de pneumonies, d'accidents typhoïdes. Enfin il
insiste sur l'identité constante des complications viscérales,
des érysipèles et des fièvres puerpérales : pneumonies,
péricardites, entérites typhoïdes, similitude de lésions
d'autant plus frappante qu'elle ressemble tout à fait à
ce qu'on observe chez les animaux morts de septicémie

« Si quelque chose, conclut M. Bonnemaison, ressort
évidemment des faits que nous venons d'exposer, c'est qu'il
y a une identité complète, au point de vue de l'origine,
entre les fièvres puerpérales, purulentes, typhoïdes, les
érysipèles, certaines pneumonies, et en général toutes
les affections malignes. »

Bref, pour M. Bonnemaison, les pneumonies typhoïdes
sont le résultat d'une véritable septicémie médicale ayant
les affinités les plus proches avec la septicémie chirurgicale
et produite par le même agent. Il y a donc, d'après lui, deux
espèces de pneumonie d'origine différente : l'une, la pneumonie franche ordinaire, produite par le froid ; l'autre qui
reconnaîtrait comme cause un agent infectieux quelconque.

La même opinion se trouve soutenue en Angleterre par
beaucoup d'auteurs, parmi lesquels il nous faut citer
Grimshaw et Moore. Ces deux médecins ayant observé à
Dublin, en 1874, une recrudescence considérable de la
pneumonie pendant les mois d'été, se sont mis en devoir

de chercher à expliquer ce fait insolite. Dans un long mémoire lu à la Société de médecine de Dublin, ils examinent avec soin toutes les conditions météorologiques, température, humidité, chute des pluies, qui ont pu influer sur le développement de la pneumonie, et ils arrivent à conclure que la recrudescence de la pneumonie a coïncidé, surtout avec une sécheresse prolongée et une élévation de température considérable. Si l'on considère le tableau du nombre des malades admis pour une pneumonie à l'un des hôpitaux de Dublin pour chaque mois de l'année 1874, tableau inséré dans le mémoire de Grimshaw et Moore, et que nous ne pouvons reproduire ici, on voit que le nombre des pneumonies va croissant du mois de janvier jusqu'au mois de juillet, où il atteint son maximum; à partir du mois d'avril, il dépasse la moyenne correspondante des cinq années précédentes du plus du double, et au mois de juillet le chiffre des pneumonies traitées à l'hôpital est plus de cinq fois plus élevé que la moyenne de ces cinq années. A partir du mois de juillet, le nombre des pneumonies diminue, mais il continue à dépasser de beaucoup la moyenne. Or si, dans plusieurs cas, on peut expliquer l'excédant par la rigueur de la température, comme par exemple au mois de décembre, dans la première moitié de l'année au contraire, où la température fut très douce, on ne peut invoquer comme circonstance météorologique qu'une sécheresse prolongée qui dure du 25 février jusqu'au 28 juillet : cette sécheresse eut pour conséquence de tarir presque toutes les rivières et de diminuer dans des proportions énormes la quantité d'eau circulant dans les égouts de Dublin, si bien que l'atmosphère fut imprégnée d'émanations malsaines. Aussi, en même temps que la pneumonie, la fièvre typhoïde subissait une recrudescence marquée.

Se basant sur tous ces faits, Grimshaw et Moore n'hésitent pas à attribuer à une influence miasmatique, l'excédent des pneumonies observées et ils désignent sous le nom de pneumonie *pythogénique* (1) la pneumonie développée dans ces conditions spéciales. A l'appui de leur manière de voir, ils rapportent cinq observations de pneumonie : chacun de ces cinq malades habitait un logement excessivement insalubre et directement exposé aux émanations impures des égouts. Deux dont la maladie s'annonçait par des phénomènes généraux graves, faiblesse du pouls et dyspnée extrême, paraissent cependant n'avoir fait qu'une pneumonie abortive ; des trois autres, l'un fut emporté en moins de trois jours par l'intensité de l'état général, accompagné de faiblesse du pouls, de délire et d'une dyspnée excessive ; l'autre présenta pendant six jours, une diarrhée abondante : chez lui non plus la pneumonie ne paraît pas avoir dépassé le premier stade ; enfin, le troisième fit une véritable pneumonie, coïncidant aussi avec une diarrhée abondante, et qui fut marquée vers le 12ᵉ jour par la formation d'un nouveau foyer alors que le premier était déjà en résolution. — Enfin Grimshaw et Moore insistent sur la coïncidence d'une épidémie de fièvre typhoïde et rappellent que déjà en 1866, année du choléra, la pneumonie avait subi une recrudescence considérable, à Dublin ; à Londres, le même fait avait été observé par Sturges pendant la même épidémie de choléra.

En résumé, il y a pour Grimshaw et Moore deux espèces de pneumonie, la pneumonie franche et la pneumonie py-

(1) Grimshaw et Moore. Pneumonie pythogénique. Dublin Journal of med. sc., 1875, t. LIX, p. 399.

(1) De πυδων, pourriture ; γενναω, engendrer. Epithète déjà appliquée par Murchison à la fièvre typhoïde.

thogénique : cette dernière est une maladie zymotique, ainsi que le prouvent ses relations avec d'autres affections de même nature.

« Tandis que la pneumonie ordinaire règne surtout pendant les froids persistants, accompagnés de sécheresse et de grands vents et d'extrêmes variations de température, la pneumonie pythogénique atteint son maximum pendant les temps chauds, accompagnés de sécheresse, de chaud soleil, et d'une évaporation rapide. » Barella, dans un mémoire adressé à l'Académie de médecine de Belgique (1), soutient aussi l'existence d'une caté gorie de pneumonies miasmatiques distinctes de la pneumonie franche.

Lui aussi se fonde sur la coïncidence de recrudescence dans la pneumonie pendant les épidémies de fièvre typhoïde. Il rappelle l'opinion de Ziemssen, qui a démontré que les courbes de mortalité de la pneumonie et du typhus offrent un parallélisme remarquable : « La pneumonie est surtout fréquente, dit Ziemssen, lorsque les influences qui prédisposent aux affections des voies respiratoires s'allient à celles qui prédisposent au typhus. » Ainsi, pendant les années de famine 1845 à 1849, en Danemark et en Irlande, les décès par pneumonie s'élevèrent au double de leur moyenne pendant que sévissait le typhus, la dysentérie et le scorbut.

Sans prétendre soutenir que toutes les pneumonies miasmatiques, les *pneumonies d'été*, sont le résultat d'un empoisonnement typhique, Barella incline à penser qu'elles doivent l'être fréquemment.

(1) Barella. Pneumonie miasmatique ou zymotique. Bull. de l'Acad. de méd. de Belgique, 1877.

« Le miasme typhogène, dit-il, peut entrer dans l'économie par deux portes : la muqueuse digestive, la muqueuse
respiratoire; s'il s'abat de préférence sur la dernière, nous
aurons la pneumonie typhoïde, miasmatique ou zymotique; s'il épuise surtout son action sur les voies digestives,
tout en agissant sur l'économie entière, nous aurons la fièvre typhoïde. »

Cette opinion, Barella cherche à l'etablir par des considérations très-ingénieuses que lui inspire la comparaison
des statistiques de mortalité de la fièvre typhoïde et de la
pneumonie pour la ville de Bruxelles, pendant une période
de dix ans (1865-1874), Il nous est impossible de reproduire
ici ces statistiques : nous en signalerons seulement les
points saillants.

En 1869, année épidémique, pendant que sévit une épidémie de fièvre typhoïde très intense, le chiffre des décès
dépasse de 10 la moyenne des cinq années précédentes
dans le premier trimestre; de 22 dans le second trimestre;
de 22 encore dans le troisième trimestre, la saison la plus
chaude de l'année; et de 27 dans le dernier trimestre. Mais
il y a plus : en 1870, le chiffre des décès par fièvre typhoïde
a beaucoup diminué, il n'est plus que de 93 pour l'année
tout entière ; au contraire, le taux de la pneumonie reste
toujours très-élevé : 299 pour l'année, chiffre qui dépasse
de 100 celui de 1867 et de 80 celui de 1868. — En 1871, nouvelle épidémie de fièvre typhoïde, le chiffre des décès atteint 477 : la pneumonie présente toujours un taux élevé,
puisque le total des décès par pneumonie pour l'année est
de 296, à peu près le même que celui de l'année précédente.
Donc en 1871 forte mortalité par fièvre typhoïde, forte
mortalité par pneumonie. — Mais en 1872-73-74 le total
des décès par fièvre typhoïde décroît considérablement, et

le chiffre de la pneumonie subit une diminution parallèle;
il ne dépasse plus la moyenne ordinaire.

De ces considérations un peu arides, Barella croit pouvoir conclure que c'est au poison typhique qu'il faut attribuer l'excédant constaté dans le chiffre des pneumonies
pour les années 1869-70 et 71. Si cet excédant a persisté
pendant l'année 1870, tandis que le nombre des cas de fièvre
typhoïde avait repris son taux normal, c'est que « le feu
couvait sous la cendre » et que le poison typhique mani-
festait toujours son action, mais surtout sur le poumon.
Cette hypothèse semble probable si l'on considère qu'en
1871 l'épidémie de fièvre typhoïde reparut, pendant
que persistait la recrudescence de la pneumonie ; enfin
que, dans les années qui suivent, survint une diminution
persistante du nombre des cas de ces deux affections.
A ces arguments, tirés de l'étiologie et qui militent en
faveur de la création d'une classe de pneumonies d'origine
infectieuse, viennent s'en ajouter d'autres empruntés à la
clinique.

Friedreich (1), qui considère l'hypertrophie de la rate
comme un signe presque caractéristique de l'infection dans
les maladies aiguës, conclut que certaines pneumonies
doivent être regardées comme infectieuses à cause de
l'existence de ce signe. Ces pneumonies, du reste, s'éloi-
gnent à plus d'un point de vue du type ordinaire de la
pneumonie franche. Friedreich signale leur marche enva-
hissante, serpigineuse, qui leur a fait donner le nom de
pneumonies migratrices ; la longue durée de la fièvre, qui
dure quinze jours et plus ; la défervescence par lysis ; ces

(1) Friedreich. Die acute Milztumor-Volkmann's Sammlung, n° 75.
Analyse in Rev. des sc. méd., 1874.

Demmler.   3

pneumonies sont souvent doubles et s'accompagnent de phénomènes généraux graves, qui les font ressembler aux maladies typhiques. Enfin, dès les premiers jours, on peut constater une tuméfaction notable de la rate, qui dépasse le rebord des fausses côtes de trois ou quatre travers de doigt, et est facilement accessible à la palpation ; cette tuméfaction apparaît dès le début de la pneumonie, elle ne saurait donc être attribuée à un phénomène de stase, produit par l'hépatisation pulmonaire. Il faut donc admettre pour ces pneumonies une origine infectieuse.

— Leichtenstern (1), qui admet la nature infectieuse de la pneumonie franche, croit pourtant qu'il faut en distinguer les pneumonies asthéniques, et il admet pour elles un poison spécial. Dans les deux observations qu'il rapporte, nous trouvons signalé le début insidieux, le retard de l'hépatisation, la prostration de nature typhique, le délire, l'élévation excessive de température, l'ictère, l'albuminurie, la congestion du foie et de la rate, etc. Dans un cas, la maladie se compliqua de thyroïdite. Ce tableau symptomatique s'observerait, à Berlin, surtout pour les pneumonies d'été.

— Enfin, dans ces cinq dernières années, plusieurs auteurs, soit en Allemagne, soit en Angleterre, soit en Italie, ont publié la relation d'épidémies de pneumonies dont les causes, aussi bien que l'aspect clinique, ne semblent pas permettre de contester le caractère infectieux.

Nous croyons que, dans l'état actuel de la science, il n'est permis de reconnaître avec certitude, comme étant d'ori-

(1) Leichtenstern Volkmann's Sammlung, no 82. An. in Rev. des sc. med., 1875, t. V, p. 555.

gine infectieuse, que les pneumonies, nées dans les conditions spéciales, et présentant les caractères généraux que
nous venons de signaler. Si la pneumonie aiguë, quelle
qu'en soit la forme, quel que soit son mode de développement, doit être un jour classée au nombre des maladies infectieuses, il faut avouer cependant qu'à l'heure actuelle
cette conception repose surtout encore sur des considérations théoriques : si grande que soit la valeur des recherches de Klebs, il reconnaît lui-même qu'il n'a pas rencontré
les monadines d'une façon constante dans les tissus et les
humeurs des individus morts de pneumonie ; de plus, ses
expériences demandent à être généralisées et répétées un
grand nombre de fois, pour qu'on en puisse tirer des conclusions absolument rigoureuses. En attendant, il est beaucoup de pneumonies primitives dont le caractère infectieux paraît prouvé par des faits étiologiques et cliniques
certains : ici les éléments d'appréciation se trouvent accu-
mulés en quantité suffisante pour qu'on puisse se prononcer avec précision. Ce sont ces faits de pneumonies infectieuses primitives dont nous allons maintenant aborder
l'étude.

SECONDE PARTIE

DES PNEUMONIES PRIMITIVES D'ORIGINE INFECTIEUSE

CHAPITRE PREMIER.

CONSIDÉRATIONS PRÉLIMINAIRES.

Lorsque, dans un état fébrile, précédé de quelques prodromes, tels que céphalalgie, brisement général des membres, épistaxis répétées, on voit se développer l'ensemble des symptômes généraux graves qui caractérisent l'état typhoïde, presque involontairement l'idée d'une cause infectieuse se présente à l'esprit, et l'on s'attend à voir évoluer soit une fièvre typhoïde, soit tout autre maladie en rapport avec une pareille cause. Si, à ces symptômes généraux viennent s'ajouter un gonflement manifeste de la rate, une albuminurie d'une certaine intensité, le diagnostic étiologique semble mis hors de doute. Cependant, on explore la poitrine, on y trouve de la matité, du râle crépitant, du souffle, en un mot tous les signes d'une pneumonie lobaire ; aussitôt toute idée d'infection disparaît, les symptômes qui semblaient l'indiquer d'une façon si certaine n'ont plus qu'une valeur secondaire, et c'est la lésion locale qui passe au premier plan. D'où provient cette différence, et pourquoi les mêmes effets n'éveillent-ils pas l'idée d'une même cause, quand il s'agit de pneumonie au lieu de fièvre typhoïde ?

Une épidémie éclate dans une prison; l'encombrement y est à son comble, les conditions d'hygiène y sont détestables, et l'air, vicié par les nombreux produits des émanations animales, constitue un puissant foyer d'infection : si c'était une épidémie de fièvre typhoïde ou de typhus, nul n'émettrait le moindre doute sur son origine, et les microbes pullulant dans ce milieu éminemment favorable, seraient accusés de tous les méfaits. Mais c'est une épidémie de pneumonies, pneumonies à marche spéciale sans doute, présentant la plus grande analogie avec le typhus ou la fièvre typhoïde, incapables néanmoins de reconnaître la même origine, et l'on oublie les miasmes délétères ; les microbes n'ont plus aucune propriété nocive, c'est ailleurs qu'il faut chercher la cause de l'épidémie. Pourquoi refuse-t-on à l'inflammation du poumon ce que l'on accordait si volontiers à l'ulcération des plaques de Peyer ? Telle est la question à laquelle nous allons tâcher de répondre en examinant les objections que soulève l'idée d'attribuer à certaines pneumonies une origine infectieuse.

Nous pouvons faire deux parts de ces objections : d'un côté celles qui s'adressent aux symptômes, de l'autre celles qui concernent l'étiologie.

Voyons d'abord les objections cliniques.

Les symptômes généraux adynamiques, l'état typhoïde observés dans certaines pneumonies dites typhoïdes, asthéniques, etc., ne sauraient, dit-on, constituer la marque de l'infection : ils ne sont que l'expression d'une débilitation antérieure de l'organisme, et la preuve en est que ces symptômes généraux graves s'observent surtout chez les

gens affaiblis par la misère ou chez les vieillards. Quant à
l'état de la rate, il est bien vrai que souvent dans ces formes de pneumonies, on la trouve tuméfiée d'une façon notable, et qu'elle présente à l'autopsie une congestion manifeste ; mais cette congestion, la fièvre suffit à l'expliquer.
Enfin l'albuminurie s'explique de la même façon, par l'intensité du mouvement fébrile.

Nous allons tâcher de répondre à ces divers arguments.

Sans doute les individus affaiblis par la misère ou les
excès présentent, pour peu qu'ils soient atteints d'une maladie fébrile quelconque, un état de prostration et d'adynamie marquée.

Mais, et le fait a été bien montré par Hourmann et Dechambre pour les vieillards, ce n'est pas dès le début qu'ils
tombent dans la stupeur ; c'est, au contraire, après quelques jours de maladie, quand la dénutrition fébrile a complètement prostré les forces. Peut-on rapprocher de ce fait
cet état de sidération brusque du système nerveux qui s'observe au début des maladies infectieuses, et que nous trouvons signalé dans plusieurs de nos observations ? Du reste,
si l'état typhoïde ne s'observe dans le cours de la pneumonie que chez les malades antérieurement débilités, ne s'ob-
serve-t-il pas aussi à son plus haut degré chez les mêmes
individus, lorsqu'ils sont atteints de fièvre typhoïde ; et ne
pourrait-on pas, retournant la proposition, en induire que
dans la fièvre typhoïde, les symptômes généraux graves ne
sont que l'expression de la cachexie antérieure, parce que
ce sont les cachectiques qui les présentent au grand complet ? Il semble plus juste de reconnaître que, dans les deux
cas, la même cause, l'altération du sang, produit les mêmes
effets, effets d'autant plus marqués que la résistance vi-
tale est moindre.

Mais ce ne sont pas seulement les vieillards, les cachectiques qui sont atteints par la pneumonie typhoïde. Sur les 15 malades de Grisolle, un tiers seulement étaient affaiblis par les privations, les chagrins, les excès ou les maladies antérieures ; la plupart, il est vrai, étaient de constitution chétive, de tempérament lymphatique ; mais l'un d'eux, au contraire, était doué d'une forte constitution, les résultats furent à peu près les mêmes dans l'épidémie de Noyers, décrite par Torchet.

Quant à l'âge, Grisolle comptait parmi ses malades à peu près autant d'individus de 18 à 30 ans, que de 55 à 70 ans. Le malade de l'observation d'Hérard et Gauchet est un garçon vigoureux, ne paraissant entaché d'aucun vice diathésique ; il en est de même pour plusieurs des observations que nous rapportons dans ce travail, et dans les cas où il n'est fait aucune mention de l'état de santé antérieur, nous sommes autorisés à penser que cet état de santé n'était pas extraordinairement défectueux. Nous avons eu soin, du reste, de ne faire choix que d'observations portant sur des individus jeunes ou non encore arrivés à la vieillesse : le plus âgé a 56 ans.

Si donc les symptômes généraux graves qui constituent l'état typhoïde s'observent surtout chez les malades antérieurement débilités, le fait ne saurait être vrai pour tous les cas : il en résulte que l'état antérieur des forces ne suffit pas à les expliquer et que nous sommes en droit de chercher ailleurs la cause prochaine de ces phénomènes. Il est donc permis de se demander, avec Hérard et Gauchet, « si, dans les cas de ce genre, on n'a pas affaire à « une de ces affections *totius substantiæ*, comme sont les maladies typhiques qu'on regarde comme la conséquence d'une cause infectieuse, d'une sorte d'intoxication. »

Mais les symptômes généraux ataxo-adynamiques ne
sont pas les seuls qu'on observe dans les pneumonies typhoïdes ; un symptôme d'une importance plus grande, et
que nous serions portés à regarder, avec Friedreich, comme
caractéristique de l'infection, c'est le gonflement de la
rate.

Chacun sait quelle est la fréquence, nous pourrions
presque dire la constance de la tuméfaction splénique dans
le cours et dès le début des fièvres infectieuses, fièvre
typhoïde et les divers typhus, fièvres palustres, fièvres
éruptives, septicémie, etc. Griesinger considère la tuméfaction de la rate comme un des signes diagnostiques les
plus importants dans la fièvre typhoïde, et M. Besnier,
dans son article du Dictionnaire encyclopédique des
sciences médicales, consacre un chapitre spécial aux splé-
nopathies des maladies infectieuses. Pour lui, c'est l'altération du sang par le poison morbide qui détermine la
congestion de l'organe, bien qu'on ne puisse se prononcer
sur la question de savoir si c'est par l'intermédiaire du
système nerveux ou directement que le sang altéré agit sur
la pulpe splénique (1).

D'après cela, il semble naturel d'admettre qu'une tuméfaction manifeste de la rate survenant dans une affection
fébrile indique l'origine infectieuse de cette affection. Tel
n'est cependant pas l'avis de l'école anatomique quand il
s'agit de la pneumonie typhoïde : dans ces cas, loin de
constituer la marque de l'infection, la congestion splénique n'est que l'expression et la conséquence directe de
la fièvre ; celle-ci suffit à l'expliquer. Il est possible qu'il y
ait des maladies purement fébriles qui s'accompagnent de

(1) Besnier. Art. Rate. Dict. encyclopédique des sc. médicales.

gonflement de la rate ; toutefois, nous n'en connaissons guère, et, en dehors des fièvres infectieuses, nous n'avons jamais vu constater ce signe. Mais admettons le fait : si l'intensité du mouvement fébrile peut déterminer à lui seul l'engorgement splénique, nous devons retrouver cet engorgement dans la pneumonie franche qui s'accompagne d'une fièvre si vive, d'une température si élevée. Or, c'est ce qui n'arrive pas. Plusieurs fois, nous avons cherché le gonflement de la rate chez des malades atteints de pneumonie franche : jamais nous ne sommes parvenus à le constater, et de fait ce symptôme n'est signalé nulle part dans le cours de la pneumonie franche. Dans la pneumonie typhoïde, au contraire, de même que dans les maladies infectieuses, il est presque constant, et dans la plupart de nos observations l'augmentation de volume de la rate est expressément signalé. Si la pneumonie franche et la pneumonie typhoïde ne forment qu'une seule et même maladie, il serait assez étrange qu'un signe aussi fréquent dans l'une manquât totalement dans l'autre, surtout si c'est la fièvre qui rend compte de la production de ce signe. Ajoutons que, dans une des relations d'épidémie que nous rapporterons plus loin, celle de la prison de Moringen, la tuméfaction splénique est signalée comme un phénomène précoce apparaissant déjà dès le troisième jour de la maladie : on comprendrait difficilement que la fièvre produisît en si peu de temps, par un simple effet mécanique, une augmentation de volume appréciable à la percussion.

Quant à l'albuminurie, il est bien vrai que la fièvre seule peut suffire à la faire apparaître, et les albuminuries d'origine fébrile sont bien connues depuis Gubler. Nous ferons observer cependant que ces albuminuries fébriles sont généralement peu intenses. Prenons toujours pour terme de comparaison la pneumonie franche : la présence de l'albumine dans l'urine de la période fébrile y est très fréquente, puisque, d'après Parkes, on la rencontrerait 46 fois sur 100; mais, sauf complication, elle y est toujours en petite quantité et disparaît à peu près complètement au moment de la résolution de la pneumonie (1).

En est-il de même dans les cas de pneumonies asthéniques? L'albuminurie n'y est certes pas constante, Grisolle ne la mentionne pas (2); mais, toutes les fois que nous la trouvons signalée, c'est toujours en quantité notable. Le fait est surtout frappant pour l'épidémie de la prison de Moringen, où, dès le troisième jour, on pouvait constater dans l'urine un précipité albumineux abondant. N'est ce pas là ce qui se passe et ce que nous pouvons constater tous les jours au lit du malade dans les maladies infectieuses? Songe-t-on, dans ces cas, à rapporter à la fièvre seule l'albuminurie observée, et n'est-elle pas plutôt considérée par tous comme l'indice d'une grave altération du sang?

Si nous ajoutons qu'à l'albuminurie constatée pendant la vie viennent se joindre souvent des lésions manifestes du parenchyme rénal (obs. 5 et 6), quelquefois de véritables néphrites comme dans les observations de Kuhn, il sera, nous semble-t-il, bien difficile d'admettre que tout cela soit affaire de mécanique et qu'une simple fluxion fébrile suffise à l'expliquer. N'est-il pas, au contraire, bien plus naturel de croire qu'on a eu affaire dans ces cas à une de ces néphrites infectieuses récemment décrites par M. le profes-

---

(1) Lépine. Art. Pneumonie lobaire du Dict. de méd. et de chir. pratique.

(2) Grisolle avoue, du reste, que dans ses observations de pneumonie typhoïde, l'examen de l'urine a toujours été négligé.

seur Bouchard ? Ce fait fut constaté tout au moins pour le malade de l'observation I, que nous avons eu tout récemment l'occasion de voir à l'Hôtel-Dieu, dans le service de notre éminent maître M. Sée. Ce malade présentait, en même temps qu'une pneumonie double, une hématurie considérable ; lorsque le sang eut cessé d'apparaître dans les urines, il persista pendant plusieurs jours un précipité albumineux abondant ; l'albumine se rétractait en masse et l'urine, examinée au microscope, fut trouvée remplie de micrococcus et de bactéries. Aussi, M. le professeur Sée ne mit-il pas en doute la nature infectieuse de cette néphrite, et, remontant de l'effet à la cause, il attribua la pneumonie à un agent infectieux.

Comment, d'ailleurs, se contenter de l'interprétation donnée aux phénomènes par l'école anatomique, lorsqu'aux symptômes généraux ataxo-adynamiques, à la tuméfaction splénique, à l'albuminurie viennent s'ajouter des hémorrhagies par diverses voies, et que l'anatomie pathologique vient nous révéler l'existence des caractères le plus habituellement liés à l'altération du fluide sanguin, la dégénérescence, graisseuse du cœur et des muscles, l'état poisseux du sang, et surtout les lésions toutes spéciales signalées dans le parenchyme pulmonaire par G. Banti ?

Grisolle, qui a décrit avec son talent habituel la pneumonie typhoïde, n'hésitait pas à la différencier nettement de la pneumonie franche ; il semble en faire une maladie générale à détermination pulmonaire, et c'est aux lignes suivantes du *Traité de la pneumonie* que nous voulons demander notre conclusion :

« La gravité des symptômes typhoïdes n'a aucun rapport certain avec l'étendue de la pneumonie. Si j'en jugeais seulement d'après les faits que j'ai observés, je dirais

même que l'intensité des symptômes typhoïdes a été
presque toujours en raison inverse de l'espace que la
pneumonie occupait, circonstance qui doit faire admettre
que l'inflammation pulmonaire ne constituait alors qu'un
épiphénomène, qu'elle était la conséquence de quelque altération générale des solides ou des liquides de l'économie. »

Il nous reste maintenant à examiner les objections que
nous appellerons étiologiques des partisans de la théorie
localisatrice. « Les seuls faits étiologiques, dit M. Hallo-
péau (1), qui puissent démontrer la nature infectieuse d'une
maladie sont sa transmission par contagion, son apparition sous forme d'épidémie, ou son existence dans certaines
localités à l'état d'endémie. » Notre but, dans ce travail,
est précisément de rechercher par l'étude des faits si ces
trois conditions existent réellement pour certaines pneumonies : nous n'insisterons donc pas en ce moment sur ce
point. Faisons seulement remarquer que les épidémies de
pneumonie ne sont et ne sauraient être niées par personne. Mais voici comment les expliquent ceux qui considèrent la pneumonie comme étant toujours une maladie
locale.

Si la pneumonie, dit-on, sévit quelquefois épidémiquement sur certaines agglomérations de population, comme
les prisonniers, par exemple, ce n'est pas à un agent infectieux qu'il faut attribuer la maladie : la fatigue, le décou-
ragement, la mauvaise alimentation, la malpropreté,
l'encombrement, toutes les causes générales d'asthénie

(1) Hallópeau. La doctrine de la fièvre pneumonique Revue des sc.
médicales, . XII, 1878, p. 730.

favorisent au plus haut degré le développement de l'affection ; mais ce ne sont pas des causes directes, elles ne font
que placer l'organisme dans un état de débilitation, d'opportunité morbide qui le rend incapable de résister aux
influences atmosphériques, et explique la généralisation de
la phlegmasie pulmonaire.

Nous verrons plus loin si cette explication est partout et
toujours applicable. Remarquons seulement que la prédisposition créée par l'opportunité morbide ne saurait
être le privilège de la pneumonie : toute maladie, quelle
qu'en soit la nature, et les maladies infectieuses plus peut-
être qu'aucune autre, ne peuvent éclater chez un individu
sans un état de débilitation, soit transitoire, soit permanent
de l'organisme qui le rend moins apte à résister à la cause occasionnelle. M. le professeur Bouchard a récemment insisté
dans ses leçons sur ces conditions de milieu, et sur le rôle
joué par les phénomènes de *nutrition retardante* dans le
développement des maladies infectieuses. (*Revue mensuelle,*
1881). Si donc, l'opportunité morbide explique la généralisation de la pneumonie dans certains milieux, elle ne saurait donner aucune notion sur la cause immédiate de l'épidémie. Cet argument n'aurait une valeur décisive que dans
le cas où l'action pathogénique du refroidissement serait
reconnue constante : or nous avons vu, dans la première
partie de notre travail, qu'il n'en est rien. Au contraire, si
nous considérons que, dans les épidémies de prison, la
cause refroidissement n'a paru jouer aucun rôle ; que la
maladie atteint aussi bien les prisonniers débilités que les
détenus jeunes et vigoureux ; que surtout, comme dans
l'épidémie de Moringen, les *nouveaux arrivants sont particulièrement frappés* ; si, d'autre part, nous remarquons la
corrélation intime entre les conditions génératrices des

miasmes et le developpement des cas de maladie, il nous sera facile de raisonner pour la pneumonie comme on le ferait pour le typhus, et de conclure de l'identité d'effets à l'identité d'origine.

Une objection en apparence plus considérable est la suivante : lorsqu'on parle d'épidémie de pneumonie, il s'agit presque toujours d'épidémie de grippe ; conséquemment les pneumonies infectieuses ne seraient, dans la plupart des cas, que des grippes à forme thoracique.

C'est là une assertion à laquelle les faits seuls peuvent répondre. Mais, en reconnaissant la chose comme exacte, nous nous demandons en quoi cette circonstance empêcherait d'admettre l'origine infectieuse de ces pneumonies. Serait-ce que les pneumonies grippales sont des broncho-pneumonies? Sans doute, au point de vue clinique, elles peuvent présenter une certaine ressemblance avec cette dernière affection : les râles crépitants y sont fréquemment moins caractérisés, ce n'est pas la véritable crépitation fine et sèche de la pneumonie franche; les crachats à peine aérés, visqueux, ne diffèrent souvent guère de ceux de la bronchite simple. Mais il n'en est pas moins vrai que, dans bien des cas, les signes physiques de la pneumonie grippale sont absolument identiques à ceux de la pneumonie franche. De plus, quel que soit le tableau clinique, les lésions constatées à l'autopsie sont presque toujours celles de la pneumonie lobaire aiguë, et rien n'autorise à affirmer que la maladie ait plutôt débuté par la prolifération épithéliale du lobule que par l'exsudat fibrineux intra-alvéolaire.

Doit-on considérer les pneumonies grippales comme des pneumonies secondaires et les regarder alors comme une complication accidentelle, ne reconnaissant d'autres causes que celles de la pneumonie franche? Remarquons toutefois l'extrême fréquence de la pneumonie dans le cours des épidémies de grippe Landau l'a observée 33 fois sur 125 cas, Copland 40 fois sur 183 ; suivant Biermer, la proportion serait de 5 à 10 pour 100. Est-il possible, dans ces conditions, de songer à une simple complication, et n'est-on pas conduit à admettre une relation directe entre la cause qui a produit la grippe et la pneumonie intercurrente ? Et quand on voit la pneumonie apparaître moins de trois jours après l'invasion de la grippe, n'est-on pas en droit, dans une maladie aussi mal caractérisée que l'influenza, de considérer la phlegmasie pulmonaire comme une des localisations du poison morbide ? Landau, qui a observé l'epidémie de grippe de 1837, à Paris, et en a donné une remarquable description, considérait la pneumonie comme un symptôme essentiel de cette épidémie.

« Je ne pense pas, dit-il, que l'on doive attribuer à un effet du hasard les nombreuses pneumonies observées pendant l'épidémie, et je ne vois pas ce qu'il y a de choquant à admettre qu'une cause qui, chez beaucoup de malades, produit une inflammation si vive des bronches, puisse chez d'autres produire une inflammation du parenchyme pulmonaire (1) ».

M. Nonat, dans l'important mémoire qu'il a publié aussi sur cette epidémie de pneumonies grippales, semble également partager l'opinion de Landau. Parlant de l'état du sang chez les grippés qu'il a observés, il signale la diminution de plasticité de ce liquide, sa consistance moindre, et il rappelle les expériences de Magendie, qui, soit en diminuant la quantité de fibrine, soit en la rendant moins

(1) Landau. Mémoire sur la grippe de 1837 et sur la pneumonie considérée comme symptôme essentiel de cette épidémie. Arch. générales de médecine, 1837, t. XIII, p. 433 et suiv.

plastique, a déterminé chez des animaux des congestions dans divers organes, surtout dans les poumons.

Et il ajoute :

« Ce que M. Magendie développe artificiellement chez les animaux vivants, la nature le produit dans plusieurs maladies qui se lient bien évidemment à cette altération du sang. Nous sommes portés à croire que cet état du sang chez les grippés n'a pas été sans influence sur la disposition remarquable dans laquelle ils se trouvaient pour contracter soit une congestion pulmonaire, soit une véritable phlegmasie des poumons (1). »

Nous croyons donc pouvoir conclure avec les auteurs que nous venons de citer : La pneumonie grippale est en relation immédiate avec la cause qui a produit la grippe. Or l'origine infectieuse de l'influenza ne fait plus doute pour personne : la conclusion nous paraît s'imposer.

Nous n'avons pas la prétention d'avoir résolu, dans les considérations qui précèdent, toutes les objections qui peuvent être opposées aux faits contenus dans ce travail : nous avons seulement voulu prévenir les principales, afin de n'avoir pas à y revenir à chaque pas, et pour éviter les redites. Nous allons maintenant laisser la parole aux faits et nous n'avons pas de peine à croire qu'ils parleront mieux que tous nos commentaires.

Nous commencerons par l'étude des pneumonies épidémiques et endémiques ; puis nous consacrerons un chapitre spécial aux faits de contagion et à quelques expériences tentées dans le but de démontrer la transmissibilité des

(1) Nonat. Recherches sur la grippe et sur les pneumonies observées pendant le règne de cette épidémie. Eod. loc., 1837, t. XIV, p. 5 et suiv.

pneumonies infectieuses ; enfin, nous terminerons par l'étude de cas isolés qui, soit par leurs symptômes, soit par les conditions spéciales où ils se sont développés, paraissent rentrer dans la classe des pneumonies infectieuses primitives.

CHAPITRE II.

DES PRINCIPALES ÉPIDÉMIES DE PNEUMONIE ET DE QUELQUES PNEUMONIES ENDÉMIQUES.

L'apparition de la pneumonie sous forme épidémique n'est pas une chose absolument rare, et il arrive de temps en temps qu'on voit le nombre des cas prendre un accroissement tel que l'idée d'une cause miasmatique se présente naturellement à l'esprit. Le fait a été constaté par la plupart des auteurs qui depuis le commencement du siècle ont publié des travaux sur la pneumonie.

Nous avons déjà rapporté l'opinion de Laënnec et celle de Bouillaud. Chomel, lui aussi, consacre une place à part dans l'étiologie, aux constitutions épidémiques, et il décrit même comme distincte la forme épidémique de la pneumonie. D'après lui, l'accroissement du nombre des cas de pneumonie à de certaines époques, à Paris, serait tel qu'elles peuvent former pendant plusieurs mois le quart et même le tiers des maladies aiguës traitées dans les hôpitaux

Grisolle étudie spécialemnt parmi les causes de la pneumonie les influences épidémiques, et il développe cette

Demmler.   4

idée, que les variations barométriques, l'humidité, les altérations de température sont des conditions extérieures tout à fait insuffisantes pour expliquer les épidémies de pneumonie, « puisque, dit-il, nous les voyons chaque année se reproduire une et même plusieurs fois sans que cependant les phlegmasies pulmonaires se montrent d'une manière plus générale que de coutume. » Et il ajoute :

« Toutes les maladies épidémiques, et les pneumonies en particulier, pour la production et la propagation desquelles on invoque les changements atmosphériques, ne peuvent guère s'expliquer que par l'influence de quelque cause occulte insaisissable, dont les perturbations et les variations atmosphériques préparent et favorisent l'action. »

Il faut avouer, cependant, que les auteurs du commencement du siècle n'avaient pour établir leur opinion que des faits bien incertains. Si nous exceptons l'épidémie de pneumonies grippales de 1837, à Paris, et l'épidémie de pneumonies typhoïdes de Noyers, relatée par Torchet, nous voyons que la plupart des faits de pneumonies épidémiques connus au commencement du siècle étaient antérieurs à la découverte de l'auscultation. Il est donc permis de conserver une grande incertitude vis-à-vis du diagnostic, même dans les cas où les lésions anatomiques paraissent se rapprocher le plus de celles de la pneumonie ; car on peut toujours se demander si ces lésions n'ont pas été secondaires au lieu de constituer la détermination principale de la maladie épidémique. De toutes façons, il est bien difficile de débrouiller la vérité au milieu de tous ces faits un peu disparates, observés à une époque où les maladies infectieuses étaient toutes plus ou moins confondues entre elles.

Aussi ne citerons-nous ces faits que pour mémoire, sans prétendre en tirer aucune conclusion en faveur de notre thèse.

De 1585 à 1621, les contrées du midi de l'Europe furent désolées, au dire de Jean Colle, d'Urbino, par une violente épidémie de péripneumonies. La maladie atteignait surtout les adultes, amenait la mort du quatrième au septième jour et était parfaitement contagieuse. A l'autopsie, on trouvait les poumons gorgés d'une sanie purulente avec épanchements péricardiques.

En 1688, Vorster (de Brisgau) décrit une épidémie de péripneumonies qui sévit sur des militaires. Les poumons étaient hépatisés, sphacélés, purulents ; la plèvre et le péricarde étaient remplis d'une sérosité sanguinolente.

Au commencement du xviiie siècle, une épidémie, analogue désole une partie de l'Europe. Lancisi, qui la rapporte, signale également des cas de contagion.

De 1756-1758, une épidémie de péripneumonies malignes éclate en Normandie, envahit la Picardie, la Flandre, Paris ; de là, la Provence et le Languedoc. Les malades mouraient très rapidement. A l'autopsie, on trouvait les poumons sphacélés, des dépôts de sanie purulente dans les bronches, de la pleurésie, parfois des ulcérations intestinales, et même l'engorgement et la gangrène du foie.

Haller, en 1762, observe à Berne une épidémie de pneumonies gangréneuses pour lesquelles deux traitements opposés furent employés, les contro-stimulants et les toniques. Avec les toniques il eut 67 guérisons sur 77 ; avec les contro-stimulants, il perdit 85 malades sur 95.

En 1773, Lepecq de la Clôture décrit une épidémie analogue à Rouen. La mort survenait en trente-six heures, trois à cinq jours au plus. Les poumons, à l'autopsie, étaient trouvés gangrenés; le sang avait l'aspect d'une gelée verdâtre.

Enfin, dans les épidémies semblables de Pithiviers, (1773), de Paris (1785 et 1812), nous trouvons signalées la même terminaison fatale, les mêmes lésions anatomiques. Mais tous ces faits, si intéressants qu'ils puissent être, sont réellement trop vagues et beaucoup trop éloignés de nous pour qu'il nous soit permis d'y attacher une sérieuse importance, et nous avons hâte d'arriver à des faits plus probants.

I. *Epidémie de pneumonies grippales à Paris en 1837.*

La première épidémie sur laquelle nous voulons appeler l'attention est celle qui survint à Paris, en 1837, dans le cours de l'épidémie de grippe. Dans les premiers mois de cette année, la grippe sévit à Paris d'une façon tellement intense qu'au dire de Lepelletier, le nombre des individus atteints fut, en vingt jours, de 1,050. Mais le fait le plus frappant et qui fut beaucoup remarqué des observateurs de cette époque fut le nombre considérable des pneumonies qui apparurent soit pendant le cours de la grippe, soit chez les individus non grippés. De nombreux mémoires furent publiés à ce sujet, parmi lesquels il nous faut citer surtout ceux de Landau, de Vigla, de Hourmann et de Nonat. Tous ces auteurs sont d'accord pour signaler l'extrême fréquence et les caractères particuliers des pneumonies qu'ils ont observées : nous leur empruntons une description succincte de cette épidémie.

C'est surtout dans la seconde moitié du mois de janvier et pendant tout le mois de février jusqu'au mois de mars que la pneumonie, sous l'influence de la grippe, prit un tél accroissement. Sur 125 hommes observés par Landau, du 15 janvier au 1er mars et présentant tous les caractères de la grippe, 33 furent atteints de la pneumonie. Chez les femmes la proportion parut moindre, puisque sur 58 malades atteints de la grippe, 7 seulement prirent une pneumonie. Landeau observa donc à lui seul 40 pneumonies en moins de six semaines; tandis que M. Nonat, pendant le mois de février seulement, en eut 29 à traiter dans son service.

Enfin, si nous ajoutons que sur 300 décès survenus à l'Hôtel-Dieu pendant le mois de février 1837, il y en eut 80 dus à la pneumonie, nous pourrons nous faire une idée à la fois de l'importance et de la gravité de cette épidémie.

Si nous considérons le *siège* de l'affection, nous y trouvons à noter la fréquence remarquable des pneumonies doubles : des 40 pneumonies observées par Landau, 24, c'est-à-dire plus de la moitié étaient doubles, chiffre qui s'écarte de beaucoup de la moyenne ordinaire. La proportion est à peu près la même pour les malades de M. Nonat, 4 sur 9 ou 10 environ, et ce chiffre exagéré ne saurait être mis que sur le compte de l'énergie toute spéciale de la cause première.

L'époque de l'apparition de la pneumonie est importante à considérer. D'après Landau, c'est en moyenne le 9° jour, après l'invasion de la grippe, que l'on voyait se développer la pneumonie; mais chez 9 de ses malades elle existait déjà le 3° jour, et le fait s'observe également pour les malades de M. Nonat: dans la plupart des cas où le rapport chronologique entre le début de la grippe et celui de la pneumonie est signalé, c'est moins de trois jours après les premiers symptômes de grippe que l'on peut constater la pneumonie ; enfin, dans deux cas, M. Nonat assiste et au début de la grippe et à celui de la pneumonie (obs. I et V de son mémoire), et c'est exactement deux jours après les premiers symptômes d'influénza qu'il diagnostique la pneumonie. Ne peut-on-pas, dans ces cas, considérer les symptômes attribués à la grippe comme les prodromes de la phlegmasie pulmonaire, surtout lorsqu'on voit celle-ci marcher avec une rapidité telle qu'elle emporte l'un de ces malades en cinq jours, l'autre en deux jours seulement ?

Le *début* de la phlegmasie pulmonaire fut généralement très insidieux. Il y avait souvent un certain degré de catarrhe bronchique, mais le fait n'était nullement constant, et dans bien des cas la grippe n'était caractérisée que par la courbature, la faiblesse musculaire, la dyspnée sans toux concomitante, tous les signes généraux de dépression nerveuse qui formèrent, au dire de tous, la marque distinctive de cette épidémie.

Le frisson manquait dans quelques cas ou bien était plus faible qu'il ne l'est dans la pneumonie franche, le point de côté était le plus souvent absent, et, en tous cas, ne se distinguait pas facilement de la douleur qui siégeait dans la grippe au niveau des fausses côtes ; aussi quelques malades avaient-ils de la peine à préciser le début de leur pneumonie. Dans d'autre cas, au contraire, la pneumonie s'annonçait par les mêmes phénomènes que dans les temps ordinaires : c'étaient là des pneumonies franches qui, bien qu'un peu modifiées par la cause épidémique, n'en suivaient pas moins leur marche et aboutissaient à leur terminaison habituelle par la guérison. Sur les 29 malades de Nonat, 10 présentèrent le type ordinaire de la maladie et aucune d'entre elles ne succomba.

Les *symptômes* de la phlegmasie pulmonaire, dans tous les cas où le début avait été très insidieux, présentaient un aspect tout spécial et qui diffère notablement de celui de la pneumonie franche.

Considérons d'abord les *signes physiques*.

Les premiers jours, la condensation du tissu pulmonaire n'était guère caractérisée que par de la matité ; puis survenait un peu de râle généralement plus humide que le vrai râle crépitant ; immédiatement après on percevait du souffle et de la respiration tubaire. Ce souffle présentait souvent une intensité remarquable, et était accompagné d'une bronchophonie très-accentuée. Dans plusieurs cas, la matité et le souffle étaient les seuls signes physiques qui permissent de diagnostiquer la pneumonie, comme on le voit dans quelques-unes des observations de Nonat (obs. X., XIII et XV de son mémoire).

L'*expectoration* présentait dans les premiers jours les caractères de celle de la bronchite ; mais les crachats ne tardaient pas à devenir visqueux, adhérents au vase, et à offrir les diverses variétés de couleur connues dans la pneumonie, striés de sang, rouillés, couleur sucre d'orge, couleur jus de pruneaux. Dans les cas les plus graves terminés par la mort, l'expectoration était formée de sang pur, ou bien elle était muco-purulente et même absolument purulente.

La *dyspnée*, dans bien des cas, prit un caractère tout à fait insolite et nullement en rapport avec l'étendue de la lésion pulmonaire. Cette dyspnée pouvait s'expliquer par l'existence dans les bronches des fausses membranes diphthéritiques signalées par M. Nonat dans huit de ses observations, lésion toute spéciale sur laquelle nous reviendrons tout à l'heure. Mais le fait ne saurait s'appli-

quer à tous les cas, puisque Landau, sur un de ses malades,
qui avait présenté pendant la vie une dyspnée des plus
intenses, ne trouva à l'autopsie qu'à peine un peu de
rougeur des bronches. Pour lui, l'exagération de la dyspnée
est presque toujours le résultat immédiat de l'action exercée
sur le système nerveux, par le poison générateur de la
grippe.

Arrivons maintenant aux *symptômes généraux*. Ce sont
eux qui imprimèrent à l'épidémie sa physionomie caractéristique, comme son cachet spécial, et nous les résume-
rons d'un mot en disant qu'ils présentèrent le tableau de
l'état ataxo-adynamique à ses divers degrés. Le pouls était
petit et lent ; la figure pâle, exsangue, les lèvres bleues, la
peau des extrémités refroidie, enfin on constatait tous les
symptômes d'une véritable asphyxie, et cela avec des
lésions locales d'une étendue souvent médiocre. La prostration des malades ne pouvait être comparée, dans bien
des cas, qu'à celle qu'on observe dans le cours de la fièvre
typhoïde : elle était si grande, au dire de Landau, que les
malades ne semblaient pas souffrir et que l'auscultation
seule pouvait révéler l'existence de la pneumonie. Le fait
s'observait aussi bien chez les jeunes sujets que chez les
personnes avancées en âge, et dans quelques-unes des observations de M. Nonat, où la terminaison fatale survint
rapidement et d'une façon presque foudroyante, le malade
ou bien n'avait pas 40 ans et était auparavant d'une santé
florissante, ou bien avait dépassé la cinquantaine, mais
était d'une vigoureuse constitution (obs. V et XII de son
mémoire).

On ne pouvait donc invoquer pour des cas semblables
l'état de cachexie antérieure du malade, et il n'est pas
étonnant que les auteurs, témoins de pareils faits, aien

songé, comme Nonat et Landau, à les attribuer à la cause même qui avait produit la grippe.

La *marche* et la *terminaison* presque constamment funeste de ces pneumonies semblent tout à fait en rapport avec une cause infectieuse. Sur les vingt-neuf malades femmes traitées par M. Nonat, pendant le mois de février 1837, dix-neuf avaient une pneumonie grave adynamique ; onze d'entre elles succombèrent dans le cours de la maladie, et sept seulement guérirent. Le chiffre élevé de la mortalité, déjà suffisamment frappant par lui-même, est encore corroboré par la marche rapide et presque foudroyante de la pneumonie dans certains cas. Une analyse succincte de quelques-unes des observations de Nonat va nous en donner une idée.

L'une de ces malades (obs. I) est prise des symptômes de la grippe deux jours après son entrée à l'hôpital. Deux jours après, la pneumonie se traduit par des signes physiques manifestes, et elle emporte la malade en trois jours.

Un autre malade (obs. V), homme de 55 ans, d'une forte constitution, est pris à l'hôpital même, le 16 février, des symptômes de la grippe (mal de gorge, courbature générale, un peu de toux). Le 18, on diagnostique une pneumonie du sommet droit. Le 20, au soir, le malade meurt après avoir présenté des phénomènes de prostration croissante. A l'autopsie, on trouve le poumon au 3e degré de l'hépatisation dans le lobe supérieur droit ; au 2e degré, dans le lobe moyen et les bronches moyennes et petites correspondant aux lobes hépatisés, oblitérées par des concrétions pseudo-membraneuses. En tout, la maladie avait duré trois jours, et déjà une partie du poumon était arrivée à la suppuration !

Une femme de 50 ans (obs. X), d'un embonpoint considérable, est atteinte de grippe depuis cinq jours. Deux jours
avant son entrée (6 février), douleur dans le côté droit et
recrudescence fébrile. Le 3e jour (7 février), on constate
l'existence d'une pneumonie double, et le 5e jour la malade
succombe, après avoir présenté des phénomènes de prostration croissante avec dyspnée, faiblesse et irrégularité
du pouls, ainsi qu'une expectoration purulente. — A l'autopsie, lobes moyen et inférieur du poumon droit, lobe
inférieur du poumon gauche trouvés en état d'hépatisation rouge ou grise ; les bronches remplies de pus.

Enfin, le malade de l'obs. XII, de Nonat, femme de
35 ans, d'une santé antérieure également satisfaisante, succombe en trois jours, au milieu d'un état de prostration et
d'adynamie marquée, à une pneumonie droite arrivée déjà
dans plusieurs points du poumon à la période de suppuration ; les bronches étaient également remplies de pus.

Nous croyons inutile de multiplier ces citations ; disons
seulement que dans les autres observations rapportées
par Nonat dans son mémoire, la durée de la pneumonie
ne paraît pas avoir dépassé dix jours, dans tous les cas
terminés par la mort, et encore ce chiffre de dix jours nous
semble devoir être regardé comme limite extrême.

Avant de terminer ce qui a trait à la description clinique
de ces pneumonies, il nous reste à signaler une *complication* que nous trouvons mentionnée uniquement par
M. Nonat : nous voulons parler de l'existence dans les
bronches de productions pseudo-membraneuses. Cette
complication que l'examen anatomique seul pouvait révéler a été observée par M. Nonat huit fois. Dans tous les
cas, on trouvait à l'autopsie, et uniquement dans les
petites et moyennes bronches correspondant aux lobes

hépatisés, des concrétions blanchâtres, fibrineuses, peu adhérentes à la paroi bronchique, se présentant sous forme de cylindres membraneux, oblitérant plus ou moins complètement, le calibre de la bronche. Avait-on affaire à des productions diphthéritiques ou simplement aux moules fibrineux de la pneumonie massive ? M. Nonat nous dit que ces concrétions étudiées chimiquement présentaient tous les caractères des fausses membranes du croup, et nous serions assez portés à le croire en considérant le fait suivant concernant le malade de l'observation XV du mémoire de l'auteur: ce malade, qui succomba à une pneumonie droite dans le cours de laquelle il avait éprouvé ces phénomènes de dyspnée extrême regardés par Nonat comme caractéristiques de la présence des concrétions dans les bronches, présentait en outre, un peu avant sa mort, des pellicules blanchâtres, pseudo-membraneuses, sur la langue et la face interne des joues, ainsi qu'une fausse membrane sur la plaie d'un vésicatoire. Malheureusement, l'autopsie n'ayant pas été faite, l'existence des fausses membranes bronchiques ne peut être affirmée. Nous croyons néanmoins que, suivant toutes probabilités, on aurait trouvé dans les bronches des fausses membranes analogues à celles constatées à l'extérieur, ce qui semble plaider en faveur de la nature diphthéritique de ces productions.

Signalons enfin, en terminant, une complication assez rare dans le cours de l'épidémie : nous voulons parler de l'ictère dont nous trouvons un exemple dans l'observation suivante empruntée au Mémoire de Vigla, et que nous résumons :

Homme de 30 ans, convalescent de la grippe, et atteint de pneumonie gauche.

Le premier jour, teinte jaune de la peau et des conjonctives; hallucinations dans la journée; agitation, délire la nuit. Douleur au côté gauche dans les profondes inspirations. Pouls petit, très fréquent, pulsations inégales, irrégulières. Point de crachats.

Le deuxième jour, l'agitation continue, la teinte ictérique se prononce de plus en plus; le pouls conserve sa fréquence et sa faiblesse; le délire se reproduit dans la journée à plusieurs reprises. Prostration.

Le troisième jour, quelques crachats séreux, sanguinolents, mêlés d'un ou deux crachats poisseux. Respiration accélérée et courte; souffle tubaire, bronchophonie.

Quatrième jour. Continuation du délire avec de légers intervalles de raison; pouls misérable.

Mort le lendemain, cinquième jour.

A l'autopsie, lobe inférieur du poumon gauche hépatisé d'une teinte rouge violacée, lie de vin; sérosité sanguinolente dans la plèvre; cœur flasque; point d'autres altérations.

Dans cette observation, nous pouvons donc encore remarquer la marche presque foudroyante de la maladie et sa terminaison promptement mortelle, due bien plutôt à l'intoxication générale de l'économie qu'à l'étendue de l'inflammation pulmonaire.

Nous serons très brefs en ce qui concerne l'*anatomie pathologique*. Nous avons déjà signalé, en effet, les lésions qui parurent spéciales à cette épidémie, les pseudo-membranes bronchiques, et l'existence du pus dans les bronches. Quant aux lésions du parenchyme pulmonaire proprement dit, elles ne différaient pas de ce qu'on observe habituellement dans la pneumonie franche.

Ajoutons seulement, que, dans une des observations de

Nonat, on trouve signalée la flaccidité du cœur, et la fluidité du sang dans deux cas.

Dans deux observations aussi, nous trouvons indiqué le ramollissement de la rate : dans un cas elle renfermait plusieurs foyers apoplectiformes ; dans l'autre plusieurs foyers d'un gris jaunâtre ressemblant à la lésion qui précède la formation des abcès métastatiques. La congestion du foie est notée deux fois.

Si nous résumons tout ce qui précède, nous retiendrons seulement le fait suivant. Pendant une épidémie de grippe extrêmement intense indiquant l'existence, soit à Paris même, soit dans le voisinage, d'une puissante cause d'infection, la pneumonie prend un caractère général de fréquence et de gravité qui ne s'explique ni par l'âge, ni par l'état de santé antérieur des malades ; elle s'accompagne souvent de lésions qui paraissent de nature diphthéritique. Aussi beaucoup de médecins, témoins de cette épidémie, n'hésitent-ils pas à attribuer la pneumonie observée dans ces cas à la même origine que la grippe, ce qui nous autorise à faire rentrer dans notre travail les faits que nous venons d'exposer.

Les faits dont nous allons maintenant donner la relation se rapportent à des épidémies de pneumonie beaucoup plus localisées et restreintes, soit à une catégorie d'individus placés dans des conditions spéciales, tels que des prisonniers, des militaires, soit à une simple famille habitant sous le même toit. Il ne s'agit plus ici de pneumonies concomitantes de la grippe, mais de pneumonies absolument primitives, et les auteurs auxquels nous empruntons ces faits ont soin de faire ressortir l'existence d'une cause d'infection à laquelle ils attribuent le développement de l'épidémie.

— 64 —

Nous laisserons de côté l'épidémie de pleuro-pneumonie observée par Bryson, en 1864, sur la flotte anglaise de la Méditerranée ; la relation en est fort incomplète et nous ne pourrions en tirer aucun fait probant. Disons seulement que le scorbut régnait en ce moment à bord des navires, et qu'il paraissait exister dans la cale un foyer de putréfaction (1).

Arrivons maintenant aux épidémies de prison décrites par Dahl, en Norwège ; par Rodmann, aux Etats-Unis, et par Kuhn, en Allemagne.

II. *Epidémie de pneumonies à la prison de l'Akershus* (Christiania) (2).

Nous n'avons sur cette épidémie que des renseignements fort incomplets que nous empruntons à la source citée ci-dessous. Nous les exposerons néanmoins pour nous servir en quelque sorte d'introduction aux deux autres épidémies de prison que nous relaterons plus loin.

Le Dr Dahl, du 18 décembre 1866 au mois de mai 1867, observa, à la prison de l'Akershus, 62 cas de pneumonie. La population moyenne de la prison était de 360 détenus environ : il en résulte que 1/6 environ des détenus fut atteint par la maladie. Ajoutons que 6 gardiens de la prison contractèrent aussi une pneumonie.

La maladie, il est vrai, sévissait aussi épidémiquement hors de la prison ; mais, d'après Dahl, elle prit, à l'intérieur de celle-ci, un développement si considérable qu'il faut certainement admettre que des circonstances particu-

(1) Laveran. Gazette hebdom., 1865, p. 545.
(2) Virchow's Jahresbericht, 1868, II, p. 95.

lièrement défavorables se joignaient là aux causes générales de la maladie. L'auteur s'appuie sur ce fait que, dans les trois premiers mois de l'année précédente, on n'avait constaté aucun cas de pneumonie et, dans toute l'année, trois cas seulement ; de plus, aucun gardien n'avait été atteint.

Le plus grand nombre des cas apparut pendant un froid rigoureux ; mais ils se partagèrent à peu près également entre les détenus qui travaillaient dans l'intérieur de la prison et ceux qui travaillaient au dehors.

Une épidémie semblable avait déjà sévi sur l'établissement, en 1847 ; elle coïncidait avec une épidémie de scorbut, et 69 détenus furent atteints.

Le professeur Bœck, consulté à cette occasion, attribua la maladie à l'encombrement. Tel est aussi l'avis de Dahl pour l'épidémie qu'il a observée en 1867 : des calculs auxquels il s'est livré, il résulte que l'espace réservé pendant la nuit, dans les dortoirs, aux détenus n'est que de 186 pieds cubes, et pendant que sévissait l'épidémie le nombre des prisonniers s'était élevé jusqu'à plus de 400.

Tous ces faits, nous l'avouons, ne paraissent pas très démonstratifs, et ils ne peuvent acquérir quelque valeur que si on les rapproche des épidémies de prison que nous allons maintenant relater.

Dans celles-ci, les auteurs, convaincus de l'origine infectieuse de la maladie, s'attachent à faire ressortir et à mettre hors de doute l'action pathogénique de l'encombrement.

III. *Epidémie de pneumonies à la prison de Francfort* (Kentucky).

Cette épidémie, observée par le Dr Rodmann (1), présente un caractère de gravité très grand, puisque sur 98 détenus atteints de la maladie, il y eut 25 morts, c'est-à-dire plus du quart des malades. Sa durée ne dépassa pas quatre mois, et les 98 cas de pneumonie observés pendant cette période, du 24 février au 1er juillet 1875, présentèrent tous, au dire de Rodmann, un caractère particulier qui les différencie nettement du type ordinaire de la pneumonie franche. Rodmann désigne ces pneumonies sous le nom de *miasmatiques infectieuses*, et, comme nous allons le voir, il insiste longuement sur les conditions génératrices des miasmes auxquels il attribue le développement de la maladie. Ces pneumonies miasmatiques infectieuses constituèrent seules l'épidémie en question. L'année précédente, il n'y avait eu, en tout, que 75 cas de pneumonie dans la prison d'Etat du Kentucky : ils ressemblaient tous quant aux symptômes et aux lésions anatomiques aux cas de pneumonie ordinaire, sauf que les symptômes avaient une intensité plus grande et que les lésions étaient beaucoup plus étendues ; la mortalité fut de 8 p. 100. Jusqu'au 24 février 1875, il y eut encore, au dire de Rodmann, 16 cas de pneumonie franche à l'intérieur de la prison, mais « vers la dernière semaine de février, il devint évident que le type de la pneumonie avait radicalement changé. »

Laissons maintenant la parole à l'auteur :

(1) Rodmann. Endémie de pneumonie pythogénique ou miasmatique infectieuse. Amer Journal, 1876, t. LXXI, p. 76.

Pendant l'automne et l'hiver dernier, la pneumonie régna d'une façon insolite dans toute cette partie du pays. J'en rencontrai alors dans ma clientèle plus de cas que je n'en avais jamais rencontré dans le même espace de temps. Pendant cette épidémie, la prison ne fut pas épargnée. Doit-on attribuer cet accroissement inusité de la pneumonie à l'excessive rigueur de l'hiver ou à quelque mystérieuse influence épidémique? Je ne sais. Ce qu'il y a de certain, c'est qu'il n'y avait pas dans le voisinage un nombre exagéré d'affections zymotiques d'aucune sorte. Les pneumonies que je vis alors ne différaient que peu du tableau clinique de la pneumonie ordinaire.

Au bout d'un certain temps, cette constitution médicale cessa, et il devint rare d'avoir affaire à une pneumonie soit dans ma propre clientèle, soit dans celle de mes collègues.

A l'époque mentionnée plus haut, le 24 février, des cas de cette forme de pneumonie si extraordinairement funeste (la pneumonie miasmatique infectieuse) commencèrent à envahir l'infirmerie de la prison, et je me mis à chercher à quoi pourrait bien être dû ce terrible empoisonnement.

Ici Rodmann se livre à une description minutieuse des conditions au milieu desquelles s'est développée l'épidémie, à la suite d'un encombrement brusque.

La prison est longue de 310 pieds, large de 43 et haute de 75, elle contient 648 cellules. Ces cellules, d'après une estimation récente, contiennent 170 pieds cubes 2/3 d'air et, comme la prison elle-même, sont très imparfaitement ventilées. Le 1er février, 694 prisonniers étaient confinés dans ces cellules. Pendant ce mois, le nombre des prisonniers reçus fut tellement en excès sur celui des libérés que, le 1er mars, 735 hommes occupaient les mêmes cellules.

Il y a de chaque côté du bâtiment six rangées de cellules; mais celles qui sont situées sous les combles, au nombre de 108, ne peuvent être utilisées, parce que ce serait presque s'exposer à une mort certaine que d'y coucher, surtout en été.

En partie pour cette raison, en partie parce que, dans quelques circonstances, le nombre des prisonniers est plus grand que celui des cellules, il est absolument nécessaire de *doubler* quelques-uns des détenus. C'est ce qu'on a fait pour ceux qui occupent les cellules de l'étage supérieur. Les cellules les mieux construites sont situées près du sol et sont réservées aux blancs, qui ont plus d'aptitude à s'échapper que les noirs.

Demmler.   5

Ceux-ci dépassent d'environ 50 le nombre des blancs et sont confinés dans l'étage supérieur.

Ici se place un fait presque incroyable. Chaque prisonnier a dans sa cellule un vase de nuit dont il ne doit faire usage qu'en cas de nécessité ; mais, plutôt que d'aller faire leur tour aux latrines, 400 de ces hommes se servent de leur vase dans leur cellule à différents moments, depuis le soir jusqu'au matin. On peut à peine s'imaginer l'épouvantable odeur provenant de cette source. Le fouet et toutes les punitions légitimes ont été essayées pour corriger cette détestable habitude : mais rien n'y a fait. Les soins de propreté sont, autant que possible, exigés des détenus ; mais, une fois en prison, nègres et blancs se ressemblent tous, et il est exceptionnel de voir un prisonnier propre et soigneux de sa personne. L'étage inférieur des cellules est relativement dépourvu d'odeur désagréable et on y trouve moins de cas de maladie que dans toute autre partie de la prison. La mauvaise odeur va croissant avec chaque étage, et quand on arrive en haut, à moins d'être habitué, la puanteur est presque insupportable. J'ai vu des personnes sur le point de vomir en entrant dans une de ces cellules de l'étage supérieur ; et les gardiens m'ont raconté qu'ils étaient obligés de respirer plus rapidement qu'à l'ordinaire quand ils font leur ronde dans les corridors supérieurs.

Maintenant, je ne saurais dire exactement combien il y a eu de décès par pneumonie dans chaque étage de cellules, le gardien chargé du service de l'infirmerie ayant négligé d'en faire le relevé ; mais je me rappelle qu'au moins cinq sixièmes des cas et des décès concernait des détenus occupant les cellules près du toit.

Il mourut en tout de cette forme de pneumonie 25 détenus ; 24 d'entre eux étaient nègres.

Si l'on compte comme prisonniers nouveaux tous ceux qui avaient été reçus depuis le 1er janvier 1876, on trouve qu'ils étaient aux anciens dans la proportion de 1 à 4. Les relevés montrent que 14 des 25 décès appartiennent aux nouveaux prisonniers. Cela prouve un fait que j'ai vu souvent signalé, à savoir, qu'un étranger, entrant dans la sphère d'action de quelque poison zymotique, est plus apte à contracter la maladie qu'un individu qui a grandi, pour ainsi dire, avec le poison.

Rodmann examine maintenant quelles étaient les maladies qui s'observaient à la prison en outre de cette épidémie ; il signale en particulier la pneumonie franche :

Pendant que régnait cette forme de pneumonie, des cas de pneumonie du type ordinaire se présentèrent par occasions à l'infirmerie Mais il fut évident que les deux maladies étaient très différentes dans leur aspect clinique. Il était remarquable de voir un robuste et vigoureux détenu, en pleine vie, succomber, et cela rapidement, à la forme infectieuse; tandis qu'à côté de lui un de ses camarades, vieux et débilité, guérissait d'une pneumonie ordinaire, et cela même quand un examen minutieux des signes physiques révélait à peu près le même degré d'hépatisation du poumon dans les deux cas.

Je n'ai eu à traiter à la prison que très peu de maladies autres que cette pneumonie. Il se présenta à l'infirmerie environ 15 cas d'érysipèles de la face ordinaire et 13 cas de rhumatisme aigu. Hors des murs de la prison je n'ai pas vu un seul cas de cette pneumonie infectieuse. Francfort et les environs présentaient un état sanitaire exceptionnellement favorable pendant que cette endémie régnait dans la prison : en fait on rencontrait rarement des cas d'affection zymotique.

Aussi Rodmann n'hésite pas à attribuer la pneumonie aux émanations impures des cellules. Deux épidémies analogues avaient déjà sévi sur la prison, et cela au moment où les prisonniers étaient devenus assez nombreux pour encombrer les cellules. N'ayant pas observé lui-même ces épidémies et n'ayant pu obtenir de renseignements certains, Rodmann ne saurait dire positivement à quelle forme de pneumonie on eut alors affaire; néanmoins il ne doute guère que l'affection n'ait été identique à celle qu'il a vue. Les causes admises, à cette époque, furent le refroidissement et l'inhalation des poussières de chanvre.

En ce qui regarde cette dernière cause, Rodmann croit pouvoir ne lui attribuer qu'une importance secondaire. Voici pourquoi : 450 détenus sont employés à la manufacture du chanvre; presque tous sont nègres, mais les blancs, employés à ces travaux, ne sont pas plus disposés à contracter la pneumonie que ceux travaillant à d'autres métiers. De plus, 40 femmes, toutes négresses, travaillent au chanvre constamment; mais les cellules qu'elles occupent sont grandes et bien ventilées et elles ne sont pas atteintes de pneumonie. Enfin. le travail du chanvre se fait dans tout le Kentucky exactement comme dans la prison, mais les nègres qui y sont employés ne sont pas plus sujets à la pneumonie que ceux occupés à d'autres travaux. Rodmann ne nie pas que la poussière de chanvre ne prédispose aux atteintes de la pneumonie les individus habitant un logement pareil aux cellules de la prison ; mais il ne saurait regarder cette poussière comme le principal facteur. Bien des blancs qui occupent l'étage inférieur des cellules travaillent au chanvre comme les nègres qui occupent l'étage supérieur ; mais il y a proportionnellement dix fois plus de cas de pneumonie chez les derniers que chez les premiers : cette différence pourrait s'expliquer par l'influence de la race et de la couleur, les nègres étant plus prédisposés à la pneumonie que les blancs et moins aptes à résister aux effets de la maladie. « Mais, dit Rodmann, si la chose était praticable, et que l'on intervertît la situation réciproque des deux races dans la prison, je suis persuadé que les blancs seraient victimes du poison en bien plus grand nombre que les nègres. »

A toutes ces considérations étiologiques vient s'ajouter enfin un dernier fait qui semble démontrer une fois de plus le rôle joué dans cet épidémie par l'encombrement :

Une des règles de la prison oblige les détenus à être enfermés dans leurs cellules, le dimanche, excepté aux heures des repas et du service religieux. Cette règle a dû être abandonnée. Mais, même aujourd'hui, quand, le dimanche, la pluie contraint les détenus à se rassembler dans la chapelle ou dans l'intérieur de la prison, on observe au commencement de la semaine suivante un accroissement insolite des cas de pneumonie.

D'après tout ce qui précède, Rodmann conclut que l'inflammation pulmonaire observée par lui pendant cette épidémie n'était que la manifestation locale d'un état morbide général : pour lui, le poison spécifique absorbé par le poumon produit, en pénétrant dans le sang, la lésion locale et infecte toute l'économie. L'argument suivant lui paraît décisif :

Tous les décès par pneumonie ordinaire, que j'ai observés, sauf un, eurent pour cause l'œdème collatéral ou bien la marche rapide et extensive du processus inflammatoire ; si bien que, dans presque tous les cas, je pouvais constater la perte de la moitié au moins de la surface respiratoire. Dans la forme miasmatique au contraire, j'ai vu mourir des malades chez lesquels l'examen microscopique ne révélait que l'hépatisation d'un seul lobe. D'après cela, il est évident que la mort était due à quelque chose de plus que le degré d'altération pulmonaire.

La *description clinique* de cette épidémie et l'exposé des *lésions anatomiques* sont loin d'être traités aussi complètement que ce qui a rapport à l'étiologie. Nous les transcrivons tels quels :

Les symptômes aussi prouvent l'existence d'une intoxication générale. J'ai vu des malades, atteints d'une pneumonie peu étendue, pris d'un violent délire, si bien qu'il eût été naturel de supposer que le cerveau était sérieusement intéressé. Ce délire avait plus de tendance à apparaître quand la lésion pulmonaire n'était pas le symptômes prédominant, et quand les conjonctives présentaient une teinte ictérique.

La pneumonie elle-même, quant aux signes physiques et aux lésions anatomiques, ressemblait beaucoup à la pneumonie ordinaire. Dans plusieurs cas, du sang presque pur était expectoré en grande quantité, ou les crachats présentaient une couleur brun noirâtre. Ces deux symptômes indiquaient une inflammation intense, et bien peu des malades qui les présentèrent guérirent.

La langue était fréquemment couverte d'un épais enduit jaune, et il n'y avait que peu d'appétit. Les intestins ne paraissaient pas très touchés, mais les selles avaient presque invariablement une odeur horriblement fétide.

L'urine était toujours brun rouge, ce qui dénotait le fonctionnement défectueux du foie. Ce dernier organe, à l'examen nécroscopique paraissait agrandi, congestionné, rempli d'un sang noir et sirupeux. Dans presque tous les cas, il présentait une augmentation de volume marquée et repoussait le poumon droit, de manière à atteindre environ la quatrième côte.

La douleur était loin d'être un symptôme constant et, dans plusieurs cas, l'hépatisation du poumon n'était révélée que par l'examen physique.

Le cœur était presque invariablement rempli de sang noir. et dans les deux ventricules, on trouvait des caillots fibrineux dont les dimensions variaient depuis celle d'un œuf de pigeon à celle d'un œuf de poule ; quelquefois ils envoyaient plusieurs prolongements en forme de corde dans l'artère pulmonaire et dans l'aorte.

La plèvre était plus souvent intéressée par le processus inflammatoire que dans la pneumonie simple. Dans deux ou trois cas, on trouva de petits abcès sous-pleuraux circonscrits.

La température atteignait rarement un degré aussi élevé que dans la pneumonie franche et les malades mouraient sans que le pouls ni la respiration eussent pris une fréquence qui serait considérée comme dangereuse dans les cas ordinaires.

La marche était très insidieuse. L'état du malade pouvait paraître meilleur : il n'éprouvait aucune douleur, la température était basse, le pouls et la respiration s'amélioraient; la toux et l'expectoration avaient diminué, et le malade lui-même disait se sentir mieux ; mais, en quelques heures, la maladie prenait un caractère manifestement funeste.

Cette description, on le voit, laisse quelque peu à désirer. Nous la compléterons, dans une certaine mesure, par l'analyse de cinq observations consignées par l'auteur dans son travail, observations, elles aussi, fort incomplètes, mais qui pourront nous donner quelques indications sur la marche de la maladie.

Le malade de l'obs. I est un nègre de 24 ans, de haute taille et bien développé, tombé malade dans sa cellule dans la nuit du 23 février; frisson. Le lendemain matin, pouls à 112, R. 32, T. 104°,5 F. (40°,2 c.); on constate une pneumonie de tout le poumon droit. Le soir, T. à 103°,5 F. (39°,7 environ); teinte ictérique des conjonctives, P. 115 R. 35. La température tombe graduellement jusqu'à 101°,5 (38°,7 environ),jour de sa mort. A l'autopsie, hépatisation de tout le poumon droit.

Dans l'obs. II, il s'agit d'un nègre de 27 ans, homme de très haute taille et splendide développement musculaire, pris d'un frisson dans la nuit du 24 février. Nous notons l'ictère, le délire, l'absence presque complète d'expectoration, le peu d'élévation relative de la température, puisqu'elle ne dépasse pas 103°,5 F.(39°.7) pendant toute la durée de la maladie. La mort survient le 10 mars seulement, c'est-à-dire au bout de quinze jours, au milieu de symptômes ressemblant à ceux de l'empoisonnement urémique.

A l'autopsie, on ne trouve pas autre chose qu'une pneumonie de tout le lobe supérieur du poumon droit. *Foie augmenté de volume*, congestionné, et rempli de sang épais et noir.

Dans les deux observations qui suivent, la maladie à une marche pour ainsi dire foudroyante :

Le malade de l'obs. III, âgé de 31 ans, homme de couleur, est mis au lit à midi, le 22 avril. A trois heures du soir il tombe dans une stupeur profonde, et meurt le lendemain 23 vers sept heures du matin. A l'autopsie, on trouve le lobe inférieur des deux poumons au premier degré de la pneumonie.

— Le malade de l'obs. IV, homme de couleur, âgé de 28 ans, est mis au lit le 4 mai : on constate une pneumonie de la base droite. Deux jours après, cet homme succombe avec une température décroissante (39°,7 le 5 et 38°,2 le soir du 6). A l'autopsie, outre la pneumonie diagnostiquée, on trouve le *foie* congestionné et augmenté de volume, les autres organes normaux.

Dans ces deux cas, ainsi que le remarque Rodmann l'intoxication générale paraît emporter le malade avant qu'aucune lésion locale ait le temps de s'accentuer.

Enfin l'obs. V est un exemple de guérison. Elle concerne un mulâtre de 24 ans, et paraît indiquer une durée assez longue de la maladie, puisque la température qui était de 104°,5 (40°,2 c.) au début, le 30 avril, ne redevint normale que le 21 mai ; la défervescence ne se fit que graduellement. Quant à l'inflammation pulmonaire, elle débute par un frisson dans la nuit du 30 avril, et envahit rapidement toute l'étendue du poumon droit. Au début, l'expectoration était formée de sang presque pur.

Comme on le voit par cette observation, la durée de la maladie, quand celle-ci aboutissait à la guérison, était plus longue que dans dans la pneumonie franche : ce fut là un fait général, ainsi que Rodmann le spécifie dans les conclusions qui terminent son travail. Ajoutons que, d'après lui, la méthode de traitement ne fut pas indifférente : tant qu'il traita, dit-il, ses malades par le carbonate d'ammoniaque, comme dans la pneumonie franche, il n'eut que des insuccès ; au contraire, en employant la quinine, les stimulants et les toniques, il vit guérir des cas qu'il considérait comme devant être mortels.

Si nous jetons maintenant un regard en arrière sur les faits que nous venons d'exposer, nous voyons que, dans cette épidémie l'origine miasmatique de la pneumonie paraît établie par les faits suivants : 1° l'existence dans l'intérieur même du bâtiment pénitentiaire d'un agent d'infection puissant ; 2° la coïncidence entre l'époque de l'apparition de l'épidémie, et l'encombrement plus grand des détenus ; 3° la relation étroite qui existe entre le développement des cas isolés et l'exposition plus grande à l'influence nocive de l'agent infectieux ; 4° le chiffre plus élevé

des décès parmi les nouveaux arrivants non encore accou-
tumés au poison; 5° enfin, l'absence presque complète des
pneumonies hors des murs de la prison, au moment où
elles atteignaient dans l'intérieur de celle-ci un développement si considérable

3. A côté de ces faits étiologiques, nous ne pouvons guère
placer comme fait clinique que la marche foudroyante de
la maladie dans certains cas, marche beaucoup plus en
rapport avec celle d'une maladie générale que d'une maladie locale; mais il manque l'albuminurie, il manque l'hypertrophie de la rate, ou du moins elles ne sont pas signalées, et, en l'absence de ces deux importants symptômes des
fièvres infectieuses, nous sommes forcés de reconnaître
que la démonstration n'est pas absolument complète (1).

Il n'en est pas de même, croyons-nous, pour les faits qui
vont suivre.

IV. *Pneumonies endémiques à la prison de Moringen (Allemagne).* —

(1) L'année qui suivit cette épidémie, en 1876, le Dr James observa
dans la même prison, du mois de mars au mois d'août 28 cas de pneumonie. Son travail a surtout pour but d'établir le résultat du traitement par les bains froids, et tout ce qui a trait aux symptômes est
complètement négligé, de sorte qu'il est impossible de savoir si ces
pneumonies ont été analogues à celles observées par Rodmann. Cependant, la température fut presque toujours très élevée et dépassa
souvent 40°; dans un cas, elle atteignit 41°,7. Il y eut 5 décès. Dans le
cas, terminé par la mort, où la température atteignit 41°,7 le malade
était dans le coma ; dans un autre cas, James signale à l'autopsie l'hépatisation grise du lobe moyen du poumon droit, et l'hépatisation rouge
du lobe inférieur droit ainsi que du lobe supérieur gauche, en outre un
léger épanchement pleural, la congestion du foie, et l'augmentation de
volume de la rate. Peut-être n'est-il pas inutile de rapprocher ce fait
de ceux que nous venons d'exposer. (Voir James. American Journal,
juillet 1877).

L'étude de ces pneumonies a été faite d'une façon très complète par le Dr Kuhn, médecin de l'établissement pénitentiaire, qui, dans plusieurs publications (1), en a exposé avec beaucoup de soin l'étiologie, les symptômes et l'anatomie pathologique. Nous allons lui emprunter, en citant le plus possible, la description de cette endémie.

Nous disons endémie et non pas épidémie : c'est qu'en effet, il résulte de la lecture des travaux de Kuhn que depuis la première épidémie décrite par lui en 1875, la forme de pneumonie observée alors n'a pas cessé de se manifester soit à l'état de cas isolés, soit avec des recrudescences véritablement épidémiques à deux reprises, en 1878, et aux mois de mai et juin 1879. En 1875, Kuhn en observe 83 cas; en 1878, il en compte 58, et 24 pour les deux mois de mai et juin 1879.

Etiologie.—Ici, comme dans l'épidémie de Francfort, la cause déterminante la plus certaine a paru être l'encombrement.

Au moment de l'épidémie de 1875, l'hygiène des détenus tant au point de vue du logement, que sous le rapport de l'alimentation, de l'eau qu'ils buvaient ou des vêtements, ne laissait rien à désirer. Mais l'année précédente, en 1874, le nombre des détenus fut subitement accru dans une proportion énorme, si bien que l'on dut agrandir l'établissement. Cet agrandissement ne se fit pas si vite que, pen-

(1) Kühn. D'une forme de pneumonie contagieuse dépendant de l'encombrement. (Deutsch. Arch. f. klin. med., 1878, p. 348).

Contribution à l'étude des causes et de l'anatomie pathologique de la pneumonie endémique. Berl. klin. Wochenschr., 1879, p. 552.

Transmissibilité des formes endémiques de pneumonie à des lapins. Berl. klin. Woch., 19 sept. 1881.

dant plusieurs mois, les dortoirs ne fussent littéralement
encombrés. Souvent on dut mettre les lits les uns au-dessus des autres, et en comprenant l'espace occupé par le
lit et le détenu qui y couchait, c'est à peine s'il y avait
autour de chaque lit 5 à 6 mètres cubes d'air libre.
On dut, en outre, placer des lits les uns au-dessus des
autres dans les corridors intermédiaires aux dortoirs ; il y
avait à peine un étroit passage ménagé entre les lits,

Telle était la simple condition étiologique mentionnée
par Kuhn dans la relation de sa première épidémie : il s'é-
tait borné à énoncer le fait sans chercher à établir qu'aucune autre cause n'avait pu être mise en jeu, de façon à
démontrer clairement le rôle pathogénique de l'encombrement. Il se met à l'abri de ce reproche dans son second
mémoire, dans lequel il se livre à une discussion approfon-
die des causes de l'épidémie de 1878.

Les 58 cas de pneumonies asthéniques observés dans le
courant de l'année se distribuent comme suit :

Janvier, 2 ; février, 3 ; mars, 10 ; avril, 22 ; mai, 7 ;
juin, 6 ; juillet, 2 ; août, 2 ; septembre, 2 ; en octobre. novembre et décembre, pas un seul cas.

Du mois de mars au mois de mai, il y en eut 41, c'est-à-
dire 72 p. 100 du nombre total. Ce fait pourrait être rapporté aux changements brusques de température qu'on
observe au printemps ; mais les mêmes conditions météorologiques existent aussi dans les trois derniers mois de
l'année ; par conséquent les variations atmosphériques ne
sauraient être incriminées.

Ce fait ressort encore des considérations suivantes :

1° Pendant le cours de l'année 1878, environ 15 p. 100 en
moyenne des détenus ont été employés à des travaux en

plein air : or, pendant les mois qui comptent le plus de
pneumonies, il n'y en avait que 11 p. 100 ; au contraire,
pendant les trois mois où il n'y eut aucun cas de pneumonie, 24 p. 100 environ des détenus travaillaient en plein
air. Pendant ces trois mois, près du double des détenus
étaient donc journellement exposés aux vicissitudes atmosphériques, et il n'y eut parmi eux aucun cas de pneumonie ; tandis que de mars à avril où un petit nombre seulement travaillait au dehors, on vit survenir 41 cas.

2° Il y a un rapport direct entre l'encombrement plus ou
moins grand des salles et des dortoirs et le développement
de l'épidémie. C'est ainsi que du mois de février au mois de
mai, le nombre total des détenus atteignit son maximum ;
puis il y eut une diminution, mais qui ne fut pas très considérable, puisque le nombre des détenus qui était en janvier de 881, était encore de 749 au mois de septembre. Mais,
au mois d'octobre, on ouvrit un nouveau bâtiment qui put
contenir 200 détenus ; à partir de ce moment, toutes les
salles furent vidées de plus du quart de leurs habitants.
Cette diminution porta surtout sur les dortoirs où l'influence de l'encombrement s'était fait le plus sentir pendant
l'épidémie de 1875. Le tableau des cas de pneumonie suivant les mois ainsi que la courbe dressée par Kuhn d'après
ce tableau, courbe que nous ne pouvons reproduire ici,
montrent d'une façon frappante le résultat de cette éva-
cuation ; à partir du mois d'octobre, on ne constate plus un
seul cas de pneumonie, mais Kuhn ajoute qu'en janvier
1879, le nombre des prisonniers s'accrut de nouveau, et
l'on vit reparaître des cas de pneumonie asthéniques.

Les changements atmosphériques ont pourtant joué un
certain rôle, et Kuhn le reconnaît volontiers. Des 58 malades atteints de pneumonie asthénique, 20, c'est-à-dire 34

p. 100 environ, travaillaient en plein air, tandis que, comme
nous l'avons vu plus haut, 15 p. 100 en moyenne des détenus étaient employés aux mêmes travaux ; on ne peut donc
pas dire que les détenus qui ne sortaient pas étaient plus
sujets à contracter la maladie. Mais, voici, d'après Kuhn,
comment il faudrait comprendre le fait.

Il est évident, dit-il, que les détenus travaillant en plein
air ont bien plus d'occasions que les autres d'être atteints
de catarrhe bronchique par refroidissement; or, cet état
catarrhal de la muqueuse respiratoire ne la rend-il pas
très susceptible d'absorber l'agent infectieux? Le fait ne
serait pas sans exemple : on a vu de simples catarrhes intestinaux aboutir au choléra ou à la fièvre typhoïde. De
plus, ajoute l'auteur que nous analysons, les détenus qui
travaillaient à un métier produisant beaucoup de poussière, fournissaient un contingent tout aussi défavorable à
la pneumonie asthénique; ce qui semble confirmer son
explication.

Un fait étiologique, d'une grande importance est le suivant : ce sont les prisonniers nouvellement enfermés qui
fournissaient à la maladie le plus fort contingent. C'est ce
que démontre clairement la statistique dressée par Kuhn
pour les cas de pneumonie endémique qu'il observa en
1878. 77 p. 100 environ de ces pneumonies appartenaient à
des détenus internés pour moins de six mois, et le fait ne
saurait s'expliquer par la proportion plus grande de cette
catégorie de détenus, puisque sur le nombre total des prisonniers, il n'y en avait que 31 p. 100 environ qui ren-
traient dans cette classe. La moyenne des détenus pour
trois mois étant de 10 p. 100, on compte 39 p. 100 des cas
de pneumonie portant sur ces détenus, tandis que sur une
moyenne de détenus pour six mois de 21 p. 100, la propor-

tion relative des pneumonies afférentes à cette catégorie est de 37 p. 100. Le nombre des détenus pour un an est, en moyenne, de 47 p. 100 ; 12 p. 100 seulement des cas de pneumonies concernent des individus de cette classe ; enfin, tandis que la moyenne des détenus pour plus d'un an est de 20 p. 100, ceux-ci ne paient plus leur tribut à la maladie que dans la proportion de 10 p. 100.

Ces chiffres, croyons-nous, se passent de commentaires, et ils établissent d'une façon indiscutable le rôle joué par l'acclimatement dans la production de ces pneumonies endémiques.

Quant à la considération de l'âge, Kuhn ne croit pas devoir y insister ; elle prouverait simplement que les individus avances en âge ont moins de résistance que ceux n'ayant pas dépassé l'âge moyen.

Terminons enfin par un dernier fait destiné à prouver une fois de plus l'action pathogénique de l'encombrement : les cas de maladie se développaient souvent par séries de 3, 4 et plus dans l'intérieur d'un même dortoir ; c'étaient surtout les dortoirs les plus mal ventilés qui fournissaient le plus fort contingent à la pneumonie asthénique.

— Il ressort de tous ces faits que la forme de maladie observée par Kuhn reconnaissait manifestement pour cause l'encombrement et les germes infectieux qui en résultent. Voyons maintenant si l'étude clinique établit qu'il s'agissait bien de pneumonies, ou tout au moins d'une maladie générale à localisation pulmonaire principale.

Description clinique. — Cette partie du travail de Kuhn ne saurait encourir le même reproche que la partie correspondante du travail de Rodmann. On nous permettra, en raison de son importance, de la reproduire textuellement.

Pendant quatre à-huit jours, on observait les prodromes d'une maladie vague qui commençait par de légers troubles de l'appétit, puis prenait le caractère d'un affaiblissement croissant avec sensation de vertige, sommeil agité, interrompu par des cauchemars, douleurs de reins et tiraillements dans les membres. Puis, le plus souvent, il survenait des frissons répétés, la sensation de malaise allait croissant, et la température s'élevait rapidement, si bien qu'au moment de l'entrée du malade à l'infirmerie, elle n'était jamais inférieure à 39°; presque toujours elle dépassait 40°. Quelquefois la scène s'ouvrait par un frisson violent; mais c'était là l'exception. Enfin, assez souvent le début de la fièvre était accompagné d'accidents épileptiformes (un cas), ou apoplectiformes (trois cas), ou encore de convulsions suivies d'aphasie (un cas).

A l'examen des malades, on les trouvait dans un état de demi-ivresse, d'apathie marquée. Le pouls était le plus souvent plein, marquant 100 et plus. La fréquence de la respiration était un peu accrue; peut-être y avait-il un peu de toux, mais pas de douleur thoracique ni d'expectoration.

Bien que la fièvre existât depuis deux et souvent plusieurs jours, l'exploration du poumon, ne donnait rien de caractéristique. Percussion normale le plus souvent; tout au plus, en un ou plusieurs points du poumon, le son était-il remarquablement bref et accompagné d'une légère résonnance tympanique. L'auscultation dénotait un léger catarrhe et, dans les portions suspectes du poumon, quelques rhonchus plus forts; rarement on percevait déjà dans certains points un souffle bronchique peu intense, comme venu de la profondeur de l'organe, ainsi que des bruits de frottement.

La langue était couverte d'un enduit épais, et présentait déjà à la pointe un petit triangle rouge dont l'angle postérieur se prolongeait en une mince bande jusqu'au milieu de la langue, ou dont les bords offraient une teinte rouge plus marquée. La paroi postérieure du pharynx était rouge souvent dans une grande étendue ; la luette légèrement tuméfiée. Le ventre ne présentait ni taches, ni gonflement, il était mou et dépressible. Régulièrement la matité splénique était déjà augmentée de près du double. L'urine assez dense (ordinairement 1020 à 1025) donnait un *précipité albumineux abondant*. Dans les deux tiers des cas, il y avait de la diarrhée.

Le lendemain, c'est-à-dire en moyenne le troisième ou quatrième jour après le début de la fièvre, le processus pleuro-pneumonique se révélait d'une façon évidente par ses signes habituels. Les foyers de pneumonie se rapportaient le plus souvent au type lobaire, mais ils avaient très souvent pour siège les lobes supérieur et moyen du poumon droit.

Plus tard, ils se distinguaient du type de la pneumonie franche en ce que l'hépatisation n'était pas fixe : la matité persistait pendant deux ou trois jours, puis la sonorité reparaissait ; à la place des râles crépitants et de la respiration bronchique on percevait de nouveau la respiration normale, tandis qu'une portion du poumon jusque-là indemne était attaquée à son tour. En cela, ce processus se rapproche de ce qu'on a appelé la pneumonie migratrice. Enfin, dans certains cas, la fièvre était complètement tombée, les symptômes locaux étaient en régression : mais la matité splénique persistait, et, brusquement, on voyait survenir une nouvelle ascension de température en même temps qu'une nouvelle infiltration pneumonique dans des portions du poumon jusque-là indemnes. Très souvent enfin on constatait dans les lobes supérieurs des foyers d'hépatisation lobulaire soit seuls, en foyers disséminés, soit concomitants du processus lobaire.

Constamment la maladie s'accompagnait de symptômes pleurétiques graves. Le plus souvent l'épanchement pleural, de nature séreuse, persistait pendant longtemps ; quatre fois un empyème abondant créa un état de langueur prolongé, qui, dans deux cas, aboutit à la mort.

Dans le quart des cas il y avait de la péricardite et dans l'un de ces cas, terminé par la mort, on trouva une médiastinite étendue.

A côté des symptômes du côté des organes respiratoires, les symptômes cérébraux attiraient le plus l'attention. Régulièrement on observait pendant plusieurs jours une grande apathie, ou bien un délire actif, même furieux, ou bien encore un état nerveux marqué avec perte de connaissance.

Sur les 45 cas que j'ai observés (1), cinq fois il y eut une méningite manifeste ; trois de ces cas se terminèrent par la mort, deux aboutirent à la démence. Le malade qui présenta des convulsions et de l'aphasie guérit. Dans presque tous les cas, que les symptômes cérébraux eussent prédominé ou non, la convalescence était accompagnée d'un état de somnolence qui durait quelquefois plusieurs jours (2).

L'albuminurie persistait le plus souvent pendant toute la période fébrile. Elle ne manquait jamais quand la température dépassait 40°, et dans un cas elle aboutit à une maladie de Bright persistante.

Le gonflement de la rate atteignait le plus souvent son maximum vers la fin de la première semaine ; puis il rétrogradait peu à peu.

(1) Sur les 83 cas qui constituèrent l'épidémie de 1875, il y en eut 45 à forme grave. La description ci-dessus ne s'applique qu'à ces derniers.

(2) Nous avons remarqué cet état de somnolence chez le malade de notre observation I que nous avons vu à l'Hôtel-Dieu.

Le plus souvent l'angine et la stomatite catarrhales mentionnées plus haut persistaient pendant plusieurs jours. La première faisait partie si intégrante de la maladie qu'elle ne manquait qu'à titre exceptionnel. Elle se traduisait le plus souvent un ou deux jours avant le début de la fièvre tant par ses signes fonctionnels, que par ses signes physiques ; dans quelques cas elle aboutit à une tuméfaction considérable et se compliqua de productions diphthéritiques.

Lorsque, dans des cas pareils, il y avait en outre un catarrhe intestinal, on aurait pu confondre avec un véritable typhique ce malade, plongé dans le coma, qui toussait rarement et présentait, comme dans la fièvre typhoïde, une température élevée, du gonflement de la rate et la sécheresse de la langue mentionnée plus haut. Mais, sans parler de l'absence de météorisme et de miliaire, il suffisait, même n'ayant pas vu tous les jours le malade, de jeter les yeux sur la courbe de température pour être édifié. Si nous examinons les tracés afférents à ces cas de maladie, nous voyons que la courbe présente l'aspect caractéristique de celle de la pneumonie. Seulement, au lieu de l'ascension rapide jusqu'à l'acmé, il y avait souvent pendant plusieurs jours un stade d'accroissement ; puis la fièvre prenait pendant plusieurs jours le type continu avec température extraordinairement élevée atteignant quelquefois 41°,7 ; et enfin, cinq ou six jours après le début de l'acmé, survenait une importante rémission. Tous les cas graves, il est vrai, ne se terminaient pas là ; mais, après la première défervescence critique, ou bien, s'il s'agissait d'une nouvelle poussée, la fièvre parcourait un nouveau cycle pneumonique ; ou bien la courbe prenait alors un caractère atypique si les accidents pleuraux et péricardiques concomitants passaient au premier plan. Enfin, assez fréquemment, la formation d'un foyer de ramollissement ou d'un empyème donnait lieu aux caractères fébriles de la pyémie ou de l'hecticité.

A côté des cas graves dont nous venons de donner la description, Kuhn croit qu'il faut placer la plupart des mouvements fébriles sous localisation déterminée qu'il observait en même temps parmi les détenus ; pour lui les simples fièvres catarrhales, ne seraient que les *formes abortives* de la pneumonie épidémique. Assurément l'idée est fort séduisante, et si la pneumonie infectieuse existe réellement, elle doit avoir comme toutes les maladies infectieuses une forme abortive. Mais encore faut-il qu'il y ait un commen-

Demmler.   6

cement de localisation sur le poumon, et qu'on ait affaire au moins à ces febricules péripneumoniques, décrits en France par M. Marrotte (1), et plus récemment, par M. Bernheim (2). Autrement, il n'y a pas de raison pour rapporter ces mouvements fébriles, ces formes d'infection avortée si l'on veut, plutôt à la pneumonie qu'à la fièvre typhoïde ou à tout autre mode d'infection.

Or, si nous envisageons ce que dit Kuhn de ce qu'il appelle les formes abortives de la pneumonie épidémique, nous voyons qu'il en distingue deux : dans l'une, la *forme éphémère*, il s'agit d'un mouvement fébrile brusque, atteignant rapidement son acmé, et se résolvant en deux jours, trois jours ou plus, sans aboutir au développement d'aucun processus local, même atténué ; dans l'autre, la *forme prolongée*, la température monte plus lentement, reste pendant deux ou trois jours celle d'une fièvre continue, puis redescend brusquement ou graduellement vers la normale, mais il n'y a pas non plus de localisation appréciable sur le parenchyme pulmonaire. Kuhn avance, il est vrai, que la maladie atteint le stade d'engouement dans certains cas, mais le fait n'est signalé dans aucune des cinq observations qu'il donne à l'appui de sa manière de voir.

Dans toutes ces observations, il y a des prodromes qui ont duré quatre jours, pour les trois se rapportant à la forme éphémère, six et huit jours, pour les deux attribuées à la forme prolongée : vertiges, abattement, perte d'appétit, sommeil agité, etc.

Le frisson et le gonflement de la rate sont signalés une

(1) Loc. cit.
(2) Loc. cit.

fòis dans la forme éphémère ; dans les deux observations de forme prolongée, nous notons le gonflement de la rate, la diarrhée et un catarrhe bronchique opiniâtre, mais il n'est fait aucune mention des signes stéthoscopiques, et l'auteur se borne à spécifier qu'il n'y eut pas d'hépatisation appréciable. Ajoutons que, chez l'un de ces malades, le mouvement fébrile ne paraît pas avoir été tout à fait étranger à la tuberculose, puisque Kuhn avoue lui-même avoir reconnu chez lui, quelques semaines plus tard, l'existence de petites cavernes au sommet du poumon.

Nous ne croyons donc pas devoir insister sur ces faits, non suffisamment probants, à notre avis, et dont la portée nous paraît quelque peu exagérée ; et nous abordons maintenant l'étude de l'anatomie pathologique des pneumonies dont nous avons donné le tableau symptomatique.

Anatomie pathologique. — Nous empruntons cette étude au premier travail de Kuhn (1), où la description en est le plus complètement faite, et nous nous bornerons à exposer sommairement les résultats de l'autopsie pour les pneumonies de 1878.

Ici, en raison de l'importance du sujet, nous continuons à traduire :

Sur les seize autopsies qui, à deux exceptions près (un homme de 41 ans et un de 63 ans), portèrent sur des individus de 20 à 40 ans, les altérations pathologiques du poumon et de la plèvre tinrent naturellement le premier rang. C'étaient là de beaucoup les lésions les plus importantes ; mais ces lésions n'étaient cependant qu'un anneau de toute une chaîne de modifications nutritives, de la même façon que les lésions des ganglions mésentériques et des follicules intestinaux ne sont qu'une partie du processus typhique. Dix des autopsies en question ont été faites

(1) Loc. cit.

à l'Institut anatomique de Gœttingen où l'on transportait la plupart des cadavres, les autres ont été faites à la prison.

1. *Cavité crânienne.* — Dans les autopsies faites à Gœttingen, l'ouverture de la boîte crânienne n'a été faite qu'une fois, de sorte que nous ne pouvons rapporter ici que le résultat de 7 cas.

Dans 4 cas, on trouva une méningite exsudative plus ou moins étendue. Une fois, chez un sujet qui, pendant la période fébrile typique avait présenté des symptômes cérébraux graves et qui plus tard succomba aux suites d'un empyème abondant, on trouva un épaississement de la pie-mère et un état trouble très marqué du tissu périvasculaire. Deux fois, il y avait une forte hyperhémie des méninges, le cerveau était infiltré de sérosité, et le liquide ventriculaire était un peu augmenté de quantité.

2. *Cavité thoracique.* — Il faut d'abord mentionner l'étendue insolite et la marche souvent pernicieuse de la *pleurésie* concomitante. Celle-ci manqua seulement dans un cas d'hépatisation lobulaire, et dans un autre où il y avait adhérence totale des deux poumons. Rarement, l'inflammation de la plèvre s'arrêtait aux limites du processus pneumonique ; elle était plusieurs fois double, tandis qu'un seul poumon ou même un seul lobe était hépatisé. Elle était surtout fibrineuse ou fibrino-purulente, et, dans plusieurs cas, l'exsudat était très abondant.

L'*hépatisation*, sur les 16 autopsies, occupait 3 fois seulement le poumon gauche, pris tout entier une seule fois ; 7 fois le poumon droit, pris tout entier trois fois ; 6 fois la pneumonie était double. Chez 14 sujets, c'était une pneumonie lobaire ; dans un cas, la pneumonie était à la fois lobaire et lobulaire ; dans le dernier cas enfin, elle était uniquement lobulaire, c'est-à-dire qu'on voyait dans les deux poumons des îlots disséminés d'hépatisation grise. Chez plusieurs des sujets, chacun des lobes atteints était aux différents stades de l'hépatisation, et on pouvait constater notamment que le passage à l'hépatisation grise se faisait très rapidement.

La participation du *péricarde* au processus morbide appartient en propre à nos observations ; elle fut fréquente : on le constata dans 63 0/0 environ des cas. Six fois on trouva une augmentation souvent considérable de la quantité du liquide péricardique ; 1 fois, un épanchement hémorrhagique ; 1 fois, une péricardite simple, et 2 fois une péricardite fibrineuse.

Le tissu musculaire du *cœur*, chez les sujets qui avaient été emportés rapidement, fut trouvé rouge brun sombre et extrêmement friable. Quand la maladie avait duré plus longtemps, il était en dégénérescence graisseuse.

Une fois on trouva une médiastinite étendue.

Cavité abdominale. — L'augmentation de volume de la *rate* était constante. Chez 13 sujets, morts pendant la période fébrile typique, on trouva 12 fois à l'autopsie une tuméfaction récente de la pulpe splénique : 1 fois l'organe avait atteint le triple de son volume normal, 3 fois le double ; dans les autres cas, il présentait une hypertrophie très notable. Le parenchyme était brun foncé, et avait la consistance de la bouillie. Dans l'un des cas où la rate fut trouvée normale, il s'agissait d'un prisonnier récemment interné et qui était occupé aux travaux extérieurs ; les trois autres cas concernent des malades qui succombèrent aux suites de la maladie après la fin de la période fébrile typique.

La constance de l'albuminurie se trouvait en rapport étroit avec l'existence d'une néphrite parenchymateuse aiguë. Chez tous les sujets, on ne trouvait dans la lésion rénale que des différences de degrés tandis qu'au contraire la dégénérescence granulo-graisseuse du foie n'a jamais été notée. Cette alternance entre les lésions du rein et celles du foie a déjà été observée dans d'autres maladies infectieuses, sans que l'on puisse dire pourquoi dans telle épidémie, c'est la dégénérescence granulo-graisseuse du foie qui prédomine, dans telle autre celle des reins. Ce résultat anatomique se trouva ici d'accord avec ce fait que, contrairement aux observations précédentes de pneumonie asthénique jamais nous n'avons observé d'ictère, à moins de vouloir accorder une importance spéciale à la légère suffusion ictérique qu'on observe aussi dans la pneumonie franche et que nous remarquâmes également chez nos malades.

Par contre, l'autopsie révéla une lésion peu signalée dans les pneumonies asthéniques et qui prend ici une importance capitale : je veux parler des lésions des follicules intestinaux. Il s'agit particulièrement de nombreux cas observés en 1875 et en 1876. Sur les 12 sujets morts pendant la période fébrile typique, on nota 8 fois les follicules comme manifestement tuméfiés, proéminents, pigmentés, camme très manifestement dégénérés, mais non ulcérés, etc. Les follicules isolés et les plaques de Peyer étaient, comme on l'observe d'ordinaire dans le typhus, à peu près pareillement intéressés...

Si nous résumons tout ce qui vient d'être dit, nous voyons donc qu'on a trouvé à l'autopsie l'hyperhémie des méninges, une méningite relativement fréquente, plus souvent de l'œdème cérébral ; un processus pleuro-pneumonique analogue à celui décrit par Fismer et Leichtenstern pour la pneumonie asthénique primitive ; une tuméfaction splénique et une néphrite parenchymateuse toujours constante. La péricardite et une tuméfaction insolite des follicules intestinaux ont été fréquentes.

Nous compléterons cette étude anatomo-pathologique de l'épidémie de 1875 par l'exposé sommaire des lésions observées pendant l'épidémie de 1878, telles que nous les trouvons signalées très sommairement aussi dans le second travail de Kuhn (1). Sur les 58 cas qui constituèrent cette épidémie, il y eut 8 décès. Les résultats de l'autopsie diffèrent peu de ceux exposés plus haut : cinq fois la pneumonie était double ; trois fois elle siégeait à droite. A une exception près, on constata l'hypertrophie de la rate. Le cœur était presque toujours en dégénérescence graisseuse. Chez 4 sujets, la pneumonie coïncidait avec une méningite : celle-ci s'accompagnait d'un exsudat séreux dans deux cas ; dans un cas, l'exsudat était séro-sanguin ; enfin, chez le quatrième sujet, la méningite était disséminée avec exsudat gélatiniforme. Cinq fois on trouva de la péricardite : celle-ci était hémorrhagique chez deux des sujets.

Chez tous les sujets, à l'exception d'un seul qui présentait des adhérences-généralisées, il y avait un épanchement pleural abondant, hémorrhagique dans deux cas. Les *reins* ne présentaient 'aucune altération notable dans un cas seulement ; chez les autres sujets, on trouva 5 fois une néphrite parenchymateuse, une fois de la congestion ; le dernier était atteint de néphrite chronique. Le *foie* est désigné 2 fois comme granuleux. L'*intestin* ne présentait une légère tuméfaction des plaques de Peyer et des follicules isolés que chez deux sujets. Enfin dans un cas il existait une médiastinite suppurée.

— Telles sont les causes, les symptômes et l'anatomie pathologique de la maladie endémique observée par Kuhn à la prison de Moringen. Jetons maintenant un regard en arrière et examinons rapidement si ce sont bien à des pneumonies infectieuses et à des pneumonies primitives que ce médecin a eu affaire.

(1) Loc. cit. Voir plus haut.

Tout d'abord un fait nous paraît ressortir avec évidence de l'exposé étiologique, c'est que la maladie en question a été en rapport immédiat et directement produite par l'encombrement : nous avons suffisamment insisté sur ce sujet et nous n'avons pas à y revenir. Mais cette notion d'encombrement, et cela surtout quand il s'agit d'une prison, éveille aussitôt l'idée d'une maladie produite par excellence par cet ordre de causes : nous voulons parler du typhus exanthématique. Nous sommes donc conduits à nous demander si nous ne nous trouvons pas en présence non pas de pneumonies primitives, mais bien de typhus compliqué de pneumonie. Or, nous croyons qu'il est difficile d'adopter cette interprétation : sans doute, dans la description un peu trop synthétique que nous avons reproduite, nous remarquons quelques analogies, et cela surtout dans les phénomènes nerveux qui présentent une ressemblance frappante avec ce qu'on observe dans le typhus, dans les caractères de la fièvre qui atteint rapidement, comme dans le typhus, un degré très élevé, reste à ce degré pendant cinq ou six jours, puis subit une rémission importante, pour reparaître de nouveau dans plusieurs cas ; enfin, la fréquence des lésions du côté des follicules intestinaux semble venir compléter l'analogie, bien que ces lésions soient très rares, dans le typhus exanthématique, au dire de M. Jaccoud (1).

Mais chez les malades de Kuhn, nous observons des prodromes pendant plusieurs jours : ils ne sont point ordinaires dans le typhus, où le début brusque est la règle ; il y a, dans la plupart des cas, de la diarrhée : la constipation est

(1) Jaccoud. Traité de pathologie interne. Art. Typhus exanthématique.

la règle dans le typhus. Enfin, on n'observe pas trace
de l'éruption caractéristique du typhus; au lieu de cela,
un processus pleuro-pulmonaire constant, et qui semble
remplacer l'exanthème cutané, si bien que, se guidant sur
les analogies, on pourrait presque dire typhus pneumonique. Or la constance de cette phlegmasie pulmonaire exclut
l'idée d'une simple complication, surtout quand on la rapproche de ce fait que la localisation sur les organes respiratoires apparaît dès le début de la maladie.

La même réflexion s'appliquerait à la fièvre typhoïde,
dont le tableau clinique, à part les caractères de la fièvre,
se rapprocherait peut-être davantage de la maladie décrite
plus haut.

Nous croyons donc pouvoir conclure que les pneumonies
décrites par Kuhn sont bien des pneumonies primitives
et que la preuve de leur origine infectieuse se tire, tant des
conditions spéciales où elles se sont développées, que de
l'ensemble de leurs symptômes, et en particulier de la coïncidence de néphrites probablement bactéridiennes. Néanmoins le fait de la coexistence fréquente de lésions intestinales ne doit pas être dédaigné, et peut-être, se basant sur
ce fait, faudrait-il les regarder, avec Barella, comme produites par le même poison que le poison typhique; ou plutôt
avec Dietl, Griesinger, Gerhardt, M. Lépine et d'autres auteurs, commes identiques à ces pneumonies du début de la
fièvre typhoïde sur lesquelles nous insisterons plus loin.

V. *Epidémie de pneumonie à Florence en 1878,*

Dans tous les faits que nous venons de rapporter, il
s'agit toujours de pneumonies lobaires, et si le tableau clinique de ces pneumonies diffère totalement de celui de la

pneumonie lobaire commune, les lésions constatées à l'autopsie ne sont pas signalées comme distinctes. Au contraire, dans l'épidémie que nous allons maintenant décrire, la pneumonie, toujours lobaire, se caractérise par des lésions histologiques tout à fait spéciales et qui, peut-être, si le fait se vérifie par de nouvelles recherches, pourraient servir à séparer anatomiquement les pneumonies infectieuses des pneumonies franches.

Nous devons la relation de cette épidémie à M. le docteur G. Banti, qui a étudié dans un travail très complet les symptômes et surtout l'anatomie pathologique des pneumonies observées par lui (1). Ce travail se trouvant traduit dans une publication française, nous nous bornerons à l'analyser en insistant surtout sur l'anatomie pathologique.

L'épidémie commença vers la fin de l'automne de 1877 et ne fit que s'accentuer dans le cours de l'hiver et du printemps. Au début, il y avait une épidémie de fièvre typhoïde, mais la fièvre typhoïde diminua pendant que la pneumonie persistait. La généralisation de la phlegmasie pulmonaire fut si constante que, sur 10 sujets pris au hasard, ouverts à l'Institut anatomique de Florence, Banti trouva 9 fois le poumon hépatisé.

Passons rapidement en revue ce qui a trait aux *symptômes.*

---

(1) G. Banti. Contribution à l'étude des pneumonies infectieuses. Sperimentale, 1879. Trad. en français par M. Emile Vaisson, in Arch. générales de médecine, 1880.

Notre excellent ami Condoléon, interne des hôpitaux, avait eu l'obligeance de nous traduire ce travail, quand nous en avons trouvé une traduction antérieure dans le recueil cité ; nous ne l'en remercions pas moins bien vivement de la peine qu'il s'est donnée.

Si nous considérons le mode de début, nous retrouvons ici des phénomènes qui ne sont pas sans analogie avec ce qu'on observe dans la grippe : légère bronchite, ou bien pas de phénomènes de catarrhe, mais céphalalgie-malaise, prostration, persistant pendant quelques jours sans que l'on pût constater l'existence d'aucune localisation morbide, Ce n'était souvent que le septième ou huitième jour que la pneumonie apparaissait et alors il pouvait se présenter deux cas : ou bien le malade, dans un état de prostration complète, n'accusait aucun symptôme fonctionnel et la maladie ne se révélait que par ses signes physiques ; d'autres fois, au contraire, il y avait un point de côté, de la toux et une expectoration de crachats d'abords séreux, adhérents et hémorrhagiques, comme teints par l'hématine et assez peu abondants, augmentant plus tard de quantité et devenant muco-purulents.

Le début était donc assez variable : il en était de même de la marche. Dans certains cas, la pneumonie était fixe et restait limitée à la portion du poumon primitivement envahie. D'autres fois elle avait une marche rapidement extensive, de façon à envahir progressivement les deux poumons. Quelquefois enfin, l'inflammation présentait le caractère migrateur, que nous avons déjà trouvé signalé dans la pneumonie de la prison de Moringen, caractère que Banti spécifie en disant qu'à la façon de l'érysipèle, l'inflammation envahissait les deux poumons l'un après l'autre, entrant en résolution dans les points primitivement envahis pendant qu'elle frappait ailleurs.

Quant à l'état général, c'était toujours l'état adynamique, la stupeur de la fièvre typhoïde, si bien qu'au commencement de l'épidémie, quelques médecins s'y trompèrent, et, ayant diagnostiqué une dothiénenthérie, furent fort surpris à l'autopsie de ne trouver aucune altération de l'intestin. L'erreur était d'autant plus excusable que l'adynamie, très accentuée, apparaissait souvent avant les phénomènes locaux.

Signalons aussi les caractères de la fièvre qui souvent précédait les phenomènes locaux, et dans les cas favorables se terminait presque toujours par lysis sans présenter la brusque défervescence de la pneumonie ordinaire. Dans tous les cas, la température se maintenait toujours dans les degrés élevés, oscillant autour de 40° avec une rémission matinale de cinq à six dixièmes.

Les *signes physiques* présentent aussi des particularités importantes à noter. Le souffle bronchique ne tardait pas à remplacer les râles crépitants du début, mais ce souffle était toujours moins intense que celui de la pneumonie franche, « comme si, dit Banti, la condensation du tissu pulmonaire n'eût point été complète. » Dans les cas où on observait la forme migratrice, les signes physiques présentaient une physionomie spéciale dont nous croyons nécessaire de reproduire textuellement la description : « Dans une section du poumon contiguë à celle où on entendait du souffle apparaissait d'abord du râle crépitant, puis du souffle bronchique, pendant que le souffle disparaissait du point primitivement atteint et était remplacé par des râles muqueux, puis par de la rudesse respiratoire.

« Pendant cette période, on pouvait voir alternativement disparaître et réapparaître le souffle bronchique dans un même point du poumon, d'où il faudrait conclure que la condensation du poumon pouvait se résoudre et se reformer avec une grande rapidité. Mais, à mesure que les crachats perdaient le caractère sanguinolent, cette migration dans l'inflammation, cette mobilité des signes stéthos-

copiques, disparaissaient, et dans les parties, malades on
avait constamment de la matité et du scuffle; de plus l'intensité de ce dernier avait augmenté. Plus tard.les signes physiques subissaient les mêmes modifications que dans la
pneumonie ordinaire. »

Quant à la *terminaison*, ordinairement funeste, il nous
faut noter ce fait important, que nous trouvons vérifié par
les résultats de l'autopsie, à savoir qu'elle eut lieu souvent
par paralysie cardiáque.Notons aussi que dans certains cas
le malade succombait à une syncope dans les premiers
jours de la maladie, et cela quand la température ne dépassait pas 40°, avec une rémission matinale de plusieurs
dixièmes, et malgré une lésion pulmonaire très circonscrite.
Ne dirait-on pas ce qu'on observe dans certaines maladies
infectieuses, en particulier, comme l'a si bien démontré
M. Hayem, dans la fièvre typhoïde (1)?

Enfin, un dernier fait clinique, qui semble venir confirmer l'origine infectieuse de la maladie, c'est la longueur
de la convalescence, longueur déja signalée dans les travaux précédemment exposés.

Avant d'aborder l'étude de l'anatomie pathologique des

(1) Nous avons observé un cas de mort subite de ce genre tout à fait
au début d'une fièvre typhoïde, dans le service de notre excellent
maitre M. le Dr Féréol, en 1877. Il s'agissait d'un homme de 31 ans,
entré à l'hôpital le 2 novembre. Il n'avait eu que deux jours de prodromes (lassitude, céphalalgie), et s'était mis au lit deux jours avant
son entrée. Le 4 novembre, il mourait subitement sans que la température présentât un degré excessif, A l'autopsie, on trouva le poumon,
le foie, les reins très congestionnés, la rate doublée de volume, les lésions de la fièvre typhoide au début, simple tuméfaction des plaques de
Peyer et des follicules isolés; le cœur présentait les caractères macros-
copiques et histologiques de la myocardite.

L'observation a, du reste, été publiée dans la *France médicale* 1878,
par notre excellent ami, le Dr Graux, alors interne du service.

pneumonies observées par Banti, il nons paraît nécessaire
de nous arrêter un instant sur le caractère spécial de migration assigné par cet auteur, dans certains cas, à la marche
de la maladie. Nous avons vu, dans la première partie de
ce travail, que Friedreich semble regarder ce caractère
comme propre aux pneumonies infectieuses, et, dans l'épi-
demie de la prison de Moringen, nous le trouvons également
ment signalé. Or nous verrons tout à l'heure comment,
d'après Banti, ces phénomènes migrateurs s'expliquent
par le processus anatomique spécial dont il donne la description. Il nous a paru intéressant de rapprocher de l'opinion de Friedreich et le fait clinique de Kuhn et les lésions
signalées par Banti : peut-être si la chose se vérifie par de
nouvelles recherches, y a t-il là les éléments d'une descrip-
tions d'ensemble que nous n'avons pas à tenter. Nous ajouterons seulement ici que ces pneumonies migratrices, dont
plusieurs observations ont été publiées en Allemagne par
Weigand (1), Waldenburg (2), Homburger (3) et Caspari (4),
par Fischl (5) et Kelemen (6) en Autriche, sont assez généralement regardées chez nous comme des broncho-pneumonies ; cependant M. Lépine (7) leur consacre, dans son
article *Pneumonie lobaire* du Dict. de médecine et de chi-
rurgie pratiques, une place spéciale, de même que M. Hanot (8), dans sa thèse d'agrégation. Nous n'avons pas à nous

(1) Weigand. Berl. klin. Wochenschr., 1870, p. 493 et 1872, p. 6.

(2) Waldenburg. Ibid., 1870, p 494.

(3) Homburger. Dissert. inaug. Strasbourg, 1879.

(4) Caspari. Deustche medicin. Wochenschr., 1879, p. 6f9.

(5) Fischl. Prag. Vierteljahreschr. B. XXVIII, 1872, p. 112.

(6) Kelemen. Pester med. chirurg. Presse, 1876. Analyse in Berl.
klin. Woch., 1877.

(7) Lépine. Art. Pneumonie lobaire aigue, Dict de méd. et chir. pratiques, p. 440.

(8) Hanot. Thèse d'agrégation, 1880

prononcer et nous renvoyons aux sources indiquées ceux qui voudraient se faire une opinion à ce sujet : nous remarquerons pourtant que l'hypothèse d'une broncho-pneumonie ne paraît guère d'accord avec les lésions observées par Banti.

Arrivons maintenant à l'étude anatomo-pathologique des pneumonies observées à Florence pendant l'epidémie de 1878, étude qui constitue la partie véritablement importante du travail de Banti.

Anatomie pathologique. — Nous remarquons, en premier lieu, l'augméntation fréquente du volume de la rate qui était molle et diffluente, fait à rapprocher des observations précédentes.

Le *cœur* présentait la coloration feuille morte de la dégénérescence graisseuse : or le fait est bien rare, dans la pneumonie ordinaire. Homburger (1), qui, dams sa thèse, a fait une étude particulière de l'état du cœur, l'a trouvé parfaitement sain dans les 7 cas qu'il publie, et l'on ne peut attacher une importance sérieuse à ce fait, que Jurgensen (2), sur 19 pneumoniques, aurait trouvé 19 fois une dégénérescence du myocarde : en effet, nous savons, par Jurgensen lui-même, que la population de Tubingue, sur laquelle portent ses observations, est affectée de dégénérescence du cœur par suite de conditions héréditaires spéciales. Nous pouvons donc considérer, avec M. Lépine, à qui nous empruntons ces détails, la myocardite dans la pneumonie ordinaire comme excessivement rare. Il en résulte que, dans les pneumonies observées par Banti, le fait

(1) Dissert. citée.
(2) Jurgensen. Loc. cit.

de la dégénérescence graisseuse du cœur constitue un caractère anatomique qui semble bien en rapport avec une cause infectieuse.

Il en est de même de la dégénérescence graisseuse des *muscles droits* de l'abdomen constatée dans quelques cas.

Maintenant le fait ne saurait s'expliquer par l'existence d'une fièvre typhoïde dont la phlegmasie pulmonaire n'aurait constitué qu'une simple complication : l'absence de lésion intestinale soit du côté des plaques de Peyer, soit du côté des ganglions mésentériques, est constamment notée.

Arrivons maintenant à la *lésion pulmonaire*. Nous n'insisterons pas sur le plus ou moins d'étendue de la lésion : il n'y a là rien de spécial. Mais il est un fait que Banti spécifie expressément, c'est que, dans tous les cas, la pneumonie était *lobaire*, et jamais lobulaire.

Quant à l'aspect macroscopique du poumon, il présente peu de particularités intéressantes à noter. A la première période de la maladie, la surface de la coupe était lisse, rougeâtre et assez ferme, et par la pression s'écoulait un liquide séro-sanguinolent et spumeux : c'est à peu de chose près ce qu'on observe dans la pneumonie franche au stade d'engouement.

Dans le deuxième stade, nous retrouvons l'état granuleux de l'hépatisation rouge, la friabilité, l'augmentation de pesanteur spécifique ; mais il faut remarquer que la totalité du poumon ne subissait pas cette augmentation de volume qui est ordinaire dans la pneumonie franche.

Enfin, pour le troisième stade, nous ne trouvons rien de particulier à noter, sauf la tendance du poumon à prendre une coloration jaune, caractère décrit par Rindfleisch sous le nom d'hépatisation jaune, et qu'on observe comme degré de transition, dans la pneumonie franche, entre l'hépatisation rouge et l'hépatisation grise.

Les trois stades, en raison de l'invasion progressive de la lésion, pouvaient se rencontrer à la fois dans un même poumon. Le plus souvent on n'observait que les lésions des deux dernières périodes, fait habituel dans la pneumonie fibrineuse. Mais, dans d'autres cas, on ne pouvait constater que les lésions de premier stade : ces lésions étaient alors très étendues et occupaient généralement les deux poumons.

Jusqu'ici, à part ce dernier fait, nous ne voyons pas encore de différences bien notables, quant à la lésion pulmonaire, entre ces pneumonies et la pneumonie franche : l'*examen histologique* va nous fournir des caractères plus tranchés.

C'est surtout dans les lésions du premier stade que ces différences existent. A cette période de la lésion, le microscope révèle en effet une congestion considérable, et de beaucoup supérieure à celle de la pneumonie fibrineuse. Les capillaires des parois alvéolaires, gorgés de sang, font saillie dans l'intérieur de l'alvéole ; dans l'intérieur de celle-ci, on observe un véritable amas de globules rouges, avec quelques globules blancs et quelques filaments de fibrine. L'alvéole n'était qu'en partie remplie par cet amas, et était encore perméable jusqu'à un certain point. Les petites et les moyennes bronches renfermaient également un amas de globules rouges, de même le tissu conjonctif interalvéolaire. Cependant l'épithélium alvéolaire était absolument sain : pas de tuméfaction, pas de prolifération des cellules, ni trace d'exsudats inflammatoires.

Dans le deuxième stade, au contraire, les cellules épithé-

liales de la paroi interne gonflées et riches en protoplasma
formaient une lamelle distincte de la paroi alvéolaire ;
leurs noyaux se multipliaient et plus tard tombaient dans
la cavité de l'alvéole. Celle-ci renfermait alors un grand
nombre d'éléments cellulaires ressemblant à des leuco-
cytes, mais que leur volume plus considérable, leur noyau
elliptique permettaient de reconnaître comme des cellules
endothéliales transformées et devenues libres. Quant aux
globules rouges exsudés pendant la première période, ceux
qui n'avaient pas été rejetés par l'expectoration se défor-
maient, se fragmentaient et disparaissaient complètement ;
dans certains points l'épithélium alvéolaire était imprégné
de pigment sanguin.

L'exsudat que nous venons de décrire remplissait complètement, à cette période, l'intérieur de l'alvéole, et le parenchyme pulmonaire cessait d'être perméable. — Enfin, on
observait en même temps une certaine prolifération cellulaire dans le tissu interstitiel, inter-alvéolaire et interlo-
bulaire.

Au troisième stade de la lésion, tous les éléments de
nouvelle formation subissaient la dégénérescence granulo-
graisseuse, et étaient en partie résorbés, en partie éliminés.
L'exsudat interstitiel semblait être celui qui disparaissait
le plus rapidement.

Ces lésions histologiques ont été rencontrées d'une façon
constante, chaque fois que l'examen au microscope a
été pratiqué. Si nous les résumons avec Banti, nous
voyons :

1° Que le premier stade est caractérisé uniquement par
une congestion hémorrhagique ;

2° Que le deuxième stade est caractérisé par une prolifération cellulaire active de l'épithélium alvéolaire et des

Demmler.   7

cellules du tissu conjonctif inter-alvéolaire et inter-
lobulaire ;

3° Que le troisième stade est caractérisé par la transfor-
mation granulo-graisseuse immédiate de l'exsudat développé pendant le cours du second stade.

— En somme, les pneumonies dont nous venons de donner
la description semblent se rapprocher anatomiquement
de la variété hémorrhagique de la pneumonie franche, décrite par M. Schutzenberger sous le nom de *variété héma-
toïde* (1), ou bien de ce que Chédevergne (2) et M. Woillez (3) appellent des *hémopneumonies*.

Pour Banti, il s'agirait là d'une véritable hémorrhagie
pulmonaire, qui appartiendrait à la classe des hémorrhagies adynamiques, telles que les comprend M. Jaccoud.
Peut-être est-il utile de rapprocher cette opinion de celle
de Chédevergne qui considère la plupart des pneumonies
qui accompagnent la fièvre typhoïde comme des hémopneumonies.

Quoi qu'il en soit, les lésions constatées à l'autopsie
expliquent, d'après Banti, quelques-uns des phénomènes
cliniques : les crachats mal liés et sanguinolents du début,
le peu d'intensité de souffle bronchique dans les premières
périodes de l'affection et surtout le caractère migrateur, la
mobilité signalée pour les signes physiques. Celle-ci se
comprendrait facilement si l'on considère que, les produits
exsudés dans l'alvéole étant surtout formés de sérum et de
sang, l'imperméabilité d'une même portion de tissu pouvait augmenter et diminuer dans un court laps de temps.

(1) Gazette médicale de Strasbourg, 1856.
(2) Chédevergne. De la fièvre typhoïde. Thèse de Paris, 1864.
(3) Woillez. Traité clinique des maladies des voies respiratòires. Paris, 1872.

Etiologie. — Il nous reste maintenant à examiner les *causes* des pneumonies observées à Florence pendant l'épidémie de 1877-78. Ici, l'auteur italien n'a pu, cela se comprend facilement, être aussi précis que les auteurs dont nous avons précédemment étudié les travaux. Aussi son exposé étiologique présente-t-il surtout un caractère négatif. Tel qu'il est cependant, il contient plusieurs faits importants à connaître.

En premier lieu, les refroidissements semblent ne pouvoir être incriminés : le froid n'a pas été excessif, et le nombre des maladies habituelles *a frigore* n'a nullement augmenté pendant que durait l'épidémie. De plus, l'épidémie sévit surtout aux mois de novembre et décembre d'une part, avril et mai de l'autre.

Au point de vue de l'âge, la maladie fut peu fréquente chez les enfants, elle le fut davantage chez les vieillards, et atteignit surtout les adultes. Quel que fût l'âge, elle présentait l'aspect clinique que nous avons décrit.

Les conditions sociales, l'état de santé antérieur n'avaient rien à voir dans la production de la maladie : les adultes vigoureux et bien nourris étaient aussi bien atteints que les individus déprimés par la maladie et la misère ; le riche aussi bien que le pauvre, l'habitant de la ville comme celui de la campagne.

Quant à la constitution médicale régnante, outre que, sous ce nom, on a groupé bien des faits disparates dont les notions acquises sur les maladies infectieuses donnent l'explication, on ne saurait lui accorder le pouvoir de changer le tableau clinique et surtout les caractères anatomiques d'une maladie, au point de la rendre méconnaissable.

Doit-on regarder ces pneumonies épidémiques comme

le résultat de l'intoxication typhique, comme des pneumo-
typhus, opinion qui pourrait s'appuyer sur la coïncidence
d'une épidémie de fièvre typhoïde ? L'absence constante de
toute lésion intestinale ne semble pas permettre une
pareille interprétation.

Néanmoins Banti, considérant la diffusion épidémique
de la maladie, son aspect clinique, ses lésions spéciales,
n'hésite pas à conclure qu'il s'est trouvé en présence d'une
forme infectieuse de pneumonie. Quant à la source de
l'infection, peut-être pourrait-on la chercher dans des
conditions particulières à la ville de Florence où l'Arno,
souvent desséché, ne contient plus dans son lit que les dé-
tritus versés par les égouts de la ville.

Ce n'est là qu'une simple hypothèse ; mais elle nous
amène naturellement au dernier fait que nous voulons
exposer dans ce chapitre.

VI. *Petite épidémie de maison observée à East-Scheen* (Angleterre).

Il s'agit ici de pneumonies semblant reconnaître pour
cause les émanations méphitiques d'un égout, et comme
on les appelle de l'autre côté de la Manche, de pneumonies
par gaz d'égout (Sewer-Gas-Pneumonia). Nous n'avons
sur les symptômes de la maladie aucun renseignement ;
cependant, comme les faits que nous allons rapporter, ont
fait quelque bruit dans le monde médical, en Angleterre,
nous croyons qu'il nous est permis de les faire rentrer
dans ce travail.

Nous empruntons la relation de ces faits au journal
The Medical Times and Gazette (avril et juin 1874).

D'après le rédacteur de ces articles, il s'agit de cinq cas de pneumonie apparaissant simultanément dans une institution de jeunes gens, et coïncidant avec l'ouverture d'un égout en face même de cette institution.

Depuis quinze ans, il n'y avait pas eu dans l'école un seul cas de maladie attribuable à une canalisation vicieuse, et les conditions hygièniques de la maison avaient été réconnues parfaites par l'inspecteur du service de santé.

Le 14 mars dernier, l'égout communal de la rue, situé juste en face de la maison, fut ouvert par ordre de la commission de salubrité, dans le but d'y installer un ventilateur, protégé par une corbeille de charbon. M. W... (le directeur de l'institution) avertit immédiatement les autorités des dangers auxquels ses pensionnaires allaient être exposés de ce fait ; et, le 16, leur adressa une protestation formelle, faisant ressortir avec beaucoup de force qu'un filtre au charbon ne pouvait être regardé comme un moyen de protection parfait contre les effets nuisibles des effluves de l'égout; qu'à cette protection insuffisante viendrait s'ajouter un danger de plus lorsqu'une haute marée ou un vent d'est prolongé accroîtrait la pression des gaz dans l'égout.... La seule satisfaction cependant qu'obtint M. W... fut que le ventilateur serait pendant quelque temps couvert avec du gravier.

Le 20 mars, il y eut une forte marée, la bouche de l'égout se trouva noyée sous l'eau, les gaz comprimés se frayèrent un passage à travers le gravier qui couvrait le ventilateur, et quelques-uns des domestiques de M. W... qui couchaient dans des chambres donnant sur la rue se plaignirent de la mauvaise odeur. Le lendemain matin, un des enfants qui couchait dans une chambre située en face du ventilateur fut atteint d'une pneumonie grave. M. W... alors fit prévenir les parents de ses élèves de venir chercher leurs fils le plus tôt possible ; et, en conséquence des représentations faites à la commission de salubrité, ordre fut donné d'enlever le ventilateur et de fermer l'égout.

Cela fut fait le soir du 21 ; toute mauvaise odeur cessa aussitôt, et il n'y eut plus de nouveaux cas de maladie d'aucune espèce dans la maison; mais, dans la journée et le soir, deux autres élèves et deux domestiques étaient tombés malades de la même manière que le premier.

Il y eut donc en tout cinq cas de pneumonie; l'un des domestiques atteints mourut; et l'un des élèves était, aux dernières nouvelles, dangereusement malade.

La commission de salubrité envoya deux de ses inspecteurs pour faire une enquête sur les causes de la maladie qui avait éclaté dans l'école, et ces messieurs reconnurent comme excellentes toutes les conditions d'aménagement de la maison ; ils ordonnèrent la fermeture permanente de l'égout en face de la maison. M. W... a repris depuis ses élèves, et jusqu'à aujourd'hui (juin) il n'est survenu aucun nouveau cas de maladie.

Quelques-uns des détails contenus dans la relation précédente paraîtront peut-être oiseux : nous avons tenu cependant à lui conserver sa forme afin de ne pas en dénaturer la portée. Y a-t-il eu dans le fait de ces cinq pneumonies survenant en même temps et uniquement au moment de l'ouverture d'un égout une simple coïncidence ? Ou faut-il penser, comme le Dr Jenner, auquel ces faits furent communiqués, que la maladie fut directement produite par les miasmes échappés de l'égout ? Nous n'osons pas nous prononcer : toutefois il nous a paru intéressant de rapprocher ce fait de l'opinion de Banti sur l'origine de l'épidémie de Florence ; il faudrait aussi le rapprocher du fait observé par Grimshaw et Moore (1) de l'accroissement insolite du nombre des pneumonies à Dublin, en 1874, après une sécheresse prolongée qui avait diminué d'une façon très notable la quantité d'eau circulant dans les égouts de la ville (2).

Nous terminons ici l'histoire des principales épidémies de pneumonie où l'origine infectieuse de la maladie a paru certaine ; il nous reste maintenant à examiner les cas qui

(1) Grimshaw et Moore. Loc. cit.

(2) Tout récemment, le Dr Penkert a rapporté une épidémie de pneumonies qui sévit pendant deux mois dans une école d'un petit village et qui parut produite par les émanations d'un cimetière. (Berl. klin. Wochenschr., 3 et 10 octobre 1881). Le temps nous a manqué pour reproduire ce travail.

sont donnés comme des exemples de contagion; ces cas concernent surtout de petites épidémies de maison que nous avons réservées pour le chapitre suivant.

CHAPITRE III.

DE QUELQUES FAITS OU LA PNEUMONIE PARAIT S'ÊTRE DÉVELOPPÉE PAR CONTAGION.

Lorsqu'il s'agit d'une maladie reconnue infectieuse, il est généralement assez facile de démontrer sa contagiosité: l'existence de la maladie en foyers épidémiques localisés, manifestement liés à une cause miasmatique connue, son absence dans un autre groupe d'individus nullement soumis à la même influence, et son apparition subite au milieu de ce groupe, coïncidant avec une importation certaine, sont autant de circonstances éminemment propres à imposer la conviction. Il n'en est pas de même quand il s'agit de la pneumonie, car, pour une maladie aussi commune, il est toujours possible, ainsi que le fait remarquer M. Hallopeau (1), d'invoquer une simple coïncidence. Aussi sérions-nous fort embarrassé pour écrire ce chapitre si, sortant du rôle d'historien que nous nous sommes assigné, nous n'avions voulu simplement exposer les faits.

Nous pouvons diviser en deux catégories les auteurs qui ont publié des exemples de contagion de la pneumonie :

(1) Loc. cit.

d'une part ceux qui se bornent à énoncer le fait brut de la contagion possible, sans chercher à exposer les symptômes de la maladie qu'ils ont observée ; d'autre part les auteurs, plus consciencieux, qui, à des degrés divers, ont réuni des preuves à l'appui de leur opinion. Voyons d'abord rapidement la première catégorie de faits.

I. Un des premiers auteurs qui aient signalé la possibilité de la contagion de certaines pneumonies est le médecin norwégien Thorensen (1). Dans la courte analyse empruntée à la source ci-dessous, nous ne trouvons rapportés à l'appui de son opinion que les trois faits suivants : En 1863, dans un champ d'observation très restreint, Thorensen a en même temps à soigner onze pneumoniques ; pendant l'hiver, en 1868, cinq personnes qui avaient soigné des malades atteints de pneumonies prirent aussi une pneumonie ; enfin, pendant l'été de 1869, une nouvelle épidémie éclate et se cantonne à quelques appartements avoisinant une fabrique de verre. En l'absence de renseignements plus complets, nous ne pouvons évidemment attacher à ces faits qu'une valeur très restreinte.

Les fait rapportés par Winter Blyth et par Hardwiche présentent jusqu'à un certain point un caractère de précision plus grand, sans être plus démonstratifs.

Voyons d'abord les faits de Winter Blyth (2).

1° Un fermier atteint d'une pneumonie aiguë est soigné par sa nièce ; celle-ci est bientôt prise de la même maladie et la donne à son tour à son mari ;

2° Dans un autre cas, il s'agit d'un vieillard qui, atteint d'une pneumonie à laquelle il succomba, aimait à reposer,

(1) British medico-chirurgical Review, 1872, t. L, p. 214.
(2) Winter Blyth. D'une forme infectieuse de pneumonie. Lancet, 1875, II, p. 416.

pendant sa maladie, sa tête sur la poitrine d'un de ses parents : celui-ci bientôt après prit à son tour une pneumonie ;

3° Pendant une épidémie intense de pneumonie, qui éclata, en 1875, dans le pays habité par l'auteur, on observe une série de cas où la maladie atteint successivemeut un mari, qui succombe, sa femme, leur fille qui demeurait à deux kilomètres de là et qui transmet la maladie à cinq autres personnes dans son voisinage ;

4° Enfin, dans un autre cas, un fermier qui meurt d'une pneumonie transmet la maladie à sa servante qui le soignait, et celle-ci la donne à son tour à sa sœur avec laquelle elle habitait.

Les faits de Hardwiche (1) diffèrent peu des précédents.

1° Dans un cas, il s'agit d'un malade atteint de pneumonie aiguë qui fut soigné par un de ses parents ; celui-ci fut atteint à son tour de la même maladie, puis il la communiqua à un autre parent.

2° Dans un autre cas, un vieillard, sur le point de mourir d'une pneumonie, envoie chercher quelques-uns de ses parents afin de le voir une dernière fois. Chacun d'eux contracte une pneumonie.

3° Dans un troisième fait, l'auteur soigne pour une pneumonie un habitant d'un petit village, où l'on n'observait alors aucun cas de cette maladie. Quelques jours après un voisin prend une pneumonie, puis un autre, puis un autre encore, et ainsi jusqu'à six personnes qui contractent successivement la maladie.

(1) Hardwiche. Pneumonie maladie infectieuse, zymotique et contagieuse. Gaz. méd. de Paris, 1876, p. 515.

Tous ces faits, on le voit, ne sont accompagnés d'aucun détail, et il est regrettable, en particulier, que les auteurs à qui nous les empruntons aient négligé de nous renseigner sur les symptômes de la maladie observée par eux. S'agissait-il de pneumonies franches ou de pneumonies asthéniques ? N'y avait-il pas d'autre cause qui pût expliquer ces divers cas en l'absence de la contagion ? En l'absence de renseignements plus complets, nous ne pouvons guère accepter ces faits que sous bénéfice d'inventaire.

D'ailleurs, le troisième fait de Winter Blyth s'explique parfaitement par une cause commune agissant en même temps sur les individus atteints, puisqu'il a été observé dans le cours d'une épidémie. Si l'on est conduit à penser, par analogie avec les épidémies de pneumonie rapportées dans le chapitre precédent, que la maladie a été d'origine infectieuse, il ne s'ensuit pas forcément qu'elle ait été contagieuse ; l'intoxication palustre, par exemple, n'est-elle pas un type d'infection sans contagion ?

Le deuxième fait de Hardwiche serait peut-être plus démonstratif, et c'est pourquoi nous regrettons qu'il ne soit pas relaté avec plus de détails.

II. Les faits dont nous allons maintenant donner l'histoire sont tous plus ou moins à l'abri du même reproche ; et si, dans les uns, le caractère contagieux de la pneumonie ne repose guère encore que sur une coïncidencé frappante, dans d'autres il paraît établi soit par l'efficacité des mesures d'isolement, soit par la connaissance exacte des conditions dans lesquelles s'est développée la maladie.

Voyons d'abord les faits où il n'y a qu'une coïncidence.

1° *Épidémie de maison observée par W. Patchett* (1). — Dans ce fait rapporté tout récemment par le Dr Patchett dans un des derniers numéros de *la Lancette*, il s'agit de toute une famille de cinq membres qui tous succombent l'un après l'autre, en l'espace de moins de quinze jours, à une pneumonie grave, sans complications, fait qui s'explique difficilement. d'après l'auteur anglais, en dehors de l'hypothèse de la contagion.

Quatre frères (James S..., John S..., Joseph S..., William S...) et une sœur, tous célibataires, demeuraient ensemble; ils avaient acheté une ferme et avaient vécu ensemble toute leur vie. La maison était dans une situation salubre, sur le versant d'un coteau, et toutes les conditions d'hygiène, ventilation, distribution des eaux, étaient aussi bonnes qu'on pouvait le désirer : on ne peut donc supposer que nous ayons eu affaire à quelque épidémie de pneumonie septique ou de pneumonie par empoisonnement du sang. La santé antérieure de chacun des membres de cette famille avait été exceptionnellement bonne : en fait, ils ne se souvenaient pas d'avoir, auparavant, été atteints d'aucune maladie. Une relation détaillée de chacun des cas prendrait trop de place ; il suffira d'en donner le résumé.

Le 13 janvier 1876, je fus appelé auprès de James S..., âgé de 73 ans, l'aîné de la famille. Je le trouvai atteint d'une pneumonie type avec râles crépitants en avant et condensation du tissu pulmonaire à la base droite. Température, 104°,4 (40°,2 c.) ; face vultueuse et pulvérulente; peau chaude; toux brève, convulsive, et expectoration rouillée. Il avait été souffrant trois jours auparavant, et la maladie avait débuté par un frisson et un point de côté. Les symptômes généraux ne paraissaient pas très graves ; cependant l'état du malade empira rapidement et il mourut le 16, six jours après le début.

Le lendemain de la mort de James S..., John S..., âgé de 66 ans, qui, la veille, s'était plaint de frissons, se plaignit d'un point de côté à droite : il toussait et avait une expectoration rouillée. Je lui trouvai une pneumonie droite qui, le jour suivant, s'était étendue au poumon gauche. Lui non plus ne paraissait pas souffrir beaucoup, mais il disait qu'il ne s'en tirerait pas. L'affection prit la forme asthénique, et le malade baissa rapidement jusqu'à sa mort, qui eut lieu le 19 janvier, c'est-à-dire trois jours après le début.

(1) Patchett. Pneumonie contagieuse. Lancet, 25 février 1882.

Le matin du 20, Joseph S..., âgé de 63 ans, se plaignit de douleur dans le côté gauche, de toux et de crachats rouillés ; en explorant sa poitrine, je constatai des râles crépitants en avant dans les deux poumons et de la matité aux deux bases. Température, 104° (40° c. environ).

Le jour précédent, il était bien portant et vaquait à ses travaux habituels dans la ferme.

Le soir du 20, William S..., âgé de 64 ans, en se mettant au lit, se plaignit d'un frisson, et le lendemain, à ma visite, je le trouvai atteint d'une pneumonie double. Dans aucun de ces deux derniers cas, les symptômes ne paraissaient très graves ; cependant les deux malades étaient très abattus et ils avaient le pressentiment qu'ils mourraient le lendemain ; ils succombèrent le soir du 22.

Mlle S..., la sœur, âgée de 61 ans, avait soigné tous ses frères pendant leur maladie, et elle semblait devoir conserver ses forces et sa santé. Cependant, le 23 janvier, elle était prise d'une pneumonie droite ; son état empira rapidement et elle mourut le 26 janvier.

Il nous paraît superflu de faire ressortir le caractère véritablement étrange des faits que nous venons d'exposer. Sans doute, il s'agit de vieillards, et l'on sait que chez eux, ainsi que l'ont montré Hourmann et Dechambre, la pneumonie a bien souvent une marche très rapidement mortelle et presque foudroyante. Mais nous n'avons pas ici affaire à des vieillards débilités soit par les maladies antérieures, soit par la misère. Faut-il admettre que l'état de dépression nerveuse où les a jetés la mort de leur parent a été suffisant pour déterminer la maladie sous l'influence d'une cause occasionnelle insignifiante, « qu'ils sont morts de chagrin et d'une fluxion de poitrine, » suivant l'expression de M. Peter (1) ? Ou bien, frappé de la curieuse coïncidence de ces cinq pneumonies, toutes mortelles, emportant en si peu de temps une famille entière, doit-on pencher, comme l'auteur à qui nous empruntons le fait, vers l'hypothèse d'une contagion ? La question est trop délicate pour

(1) Leçons de clinique médicale, t. I, p. 685.

que nous osions conclure, et nous laissons ce soin à de
plus autorisés que nous.

Nous rapprocherons de ce fait une épidémie analogue
quoique nullement meurtrière, empruntée à un auteur al-
lemand. Bien que ce dernier n'émette pas l'idée de contagion, et considère comme simplement infectieuses les pneumonies observées par lui, nous avons pensé que la ressemblance des deux ordres de faits nous autorisait à les mettre
en regard.

2° *Epidémie de maison observée par Muller* (1). — Il s'a-
git ici d'une famille de six personnes, habitant la pauvre
maison d'un garde champêtre, et qui furent atteintes de
pneumonie les unes après les autres, en l'espace de quinze
jours. Ces pneumonies, par leur début et par leur marche,
ressemblèrent bien plus à une maladie infectieuse qu'à la
pneumonie franche ordinaire. Elle se succédèrent dans
l'ordre suivant : la mère, âgée de 53 ans, tombe malade la
première le 25 novembre 1873 ; puis le père, âgé de 64 ans,
est pris à son tour le 6 décembre ; le fils, âgé de 18 ans, le
7 décembre ; la fille, venue du dehors soigner sa mère, tombe
malade entre le 5 et le 6 décembre ; enfin le petit-fils, âgé
de 5 ans, termine la série le 10 décembre.

Chez tous ces malades, sauf le petit-fils, le frisson ini-
tial fut évident. Chez tous aussi on remarquait, dès le début, un état de faiblesse très marqué ; le pouls était très
fréquent, petit ; chez les parents, il fut irrégulier et inter-
mittent. Il y avait du délire, de la somnolence, la langue
était chargée d'un enduit typhique. Cependant la température n'était pas excessivement élevée, et rarement elle

(1) Muller. Pneumonie endémique. Deutsch. Arch. f. klin. med.,
1878, p. 127.

dépassa 40° dans l'anus. Quant à la pneumonie elle-même, elle se révélait dès le début par l'expectoration caractéristique et le point de côté ; mais les signes physiques n'apparurent que plus tard, le quatrième jour seulement chez la mère, le troisième jour chez les autres malades.

Quant au siège de l'inflammation, disons seulement que le père et le petit-fils eurent une pneumonie du sommet, les autres une pneumonie de la base.

La pneumonie se compliqua de pleurésie dans deux cas ; chez la mère, elle s'accompagna d'une endocardite.

Tous les malades guérirent, mais la convalescence fut chez tous longue et traînante. Ajoutons que la défervescence s'était faite le neuvième jour dans un cas, le septième et le cinquième jour dans les autres.

Dans tous les faits que nous venons de rapporter, l'hypothèse de la contagion de certaines pneumonies ne s'appuie, en somme, que sur de curieuses coïncidences : ceux que nous allons maintenant exposer paraissent tirer, des circonstances spéciales qui les accompagnent, un caractère de précision plus grand. Nous commençons par un fait qui, s'il n'est pas isolé, pourrait peut-être venir à l'appui d'une opinion émise par quelques auteurs anglais, en particulier par Hardwiche et Winter Blyth, à savoir, qu'il existe chez l'homme une pleuro-pneumonie contagieuse analogue à celle des bestiaux.

3° *Epidémie de pleuro-pneumonie contagieuse sur un régiment de l'armée des Indes.* — Nous empruntons les détails qui suivent au Dr Costello (1), médecin de l'armée des Indes, qui a tout récemment relaté ces faits.

(1) Costello. Remarques sur les types de pneumonie que l'on rencontre dans l'Inde septentrionale, etc. Lancet, 1881, t, I, p. 171.

Au moment où sévit cette épidémie, le régiment venait de traverser les régions du nord-ouest de l'Afghanistan, alors ravagées par une épidémie très intense de pleuropneumonie des bêtes à cornes. De plus, un autre régiment, qui avait fait la même route en sens inverse pour aller relever le premier, fut aussi décimé par une épidémie analogue à celle que nous allons maintenant décrire.

Lorsque je rejoignis le 1ᵒʳ régiment d'infanterie du Pundjab, à Dera-Ghasi-Khan, vers la fin de mars 1875, le régiment était plongé dans la consternation, par suite du chiffre de mortalité que la pneumonie y avait atteint, avant mon arrivée, en un court espace de temps. Il faisait alors plutôt chaud que froid à Dera-Ghasi-Khan, et la température n'y variait pas beaucoup dans les vingt-quatre heures ; il n'y avait pas non plus une grande différence entre la température du jour et celle de la nuit, ce qui rendait la persistance de la maladie tout à fait inexplicable.

30 ou 40 hommes au moins, sur un effectif de 550, avaient succombé en quelques semaines. Je m'enquis des particularités de l'épidémie, et voici ce que j'observai : elle était limitée presque exclusivement à deux compagnies ; des malades de l'hôpital qui n'étaient pas atteints antérieurement contractèrent la maladie, et même des infirmiers, ainsi qu'un aide-médecin, la prirent manifestement de malades auxquels ils donnaient des soins. La pneumonie attaquait rapidement tout un poumon, puis elle envahissait l'autre ; le 2ᵉ stade était à peine atteint que l'affection marchait rapidement du 1ᵉʳ stade au 3ᵉ et aboutissait à la gangrène du poumon.

Dans la plupart des cas, le système nerveux était prostré dès le début ; la langue était sèche, brune et rugueuse : il y avait des fuliginosités des dents ; en fait, on observait tous les symptômes ordinairement appelés typhoïdes. Dans tous les cas, il y avait une douleur poignante dans l'un des côtés ou dans les deux côtés de la poitrine, généralement le long de la ligne axillaire.

Je commençai par faire renvoyer le régiment de ses baraques à ses tentes ; tous les individus atteints furent écartés dans un camp séparé où on les isola de tous les autres, excepté des personnes chargées de les soigner ; défense fut faite à celles-ci de communiquer avec d'autres personnes ou avec d'autres malades.

Les baraques furent désinfectées à fond. En outre, tout fut préparé pour évacuer la garnison, si l'épidémie ne disparaissait pas avec les précautions précédentes. Bientôt après, presque en même temps que ces mesures étaient prises, l'épidémie cessa : il ne se manifesta plus de nouveaux cas, et, au bout de quinze jours, il n'y avait plus un seul cas de cette maladie dans le régiment.

« Le 5ᵉ régiment d'infanterie du Pundjab, à Abbotabad, perdit, je crois, 60 hommes d'une épidémie semblable, et, quoique on l'attribuât au changement brusque du climat chaud de Dera-Ghasi-Khan au climat froid d'Abbotabad, je pense que la cause fut la même dans les deux régiments: c'est-à-dire l'infection contractée pendant la marche à travers les régions connues pour être affectées de l'épidémie de pleuro-pneumonie des bestiaux.

Quant à l'anatomie pathologique des pneumonies observées pendant l'épidémie, Costello ne donne malheureusement que peu de détails ; il mentionne seulement la désorganisation presque complète du poumon avec de nombreux abcès isolés, et souvent gangrène d'une partie du poumon affecté ; les deux poumons étaient ordinairement pris, et il y avait, dans la plèvre du côté malade, une notable quantité de liquide trouble ; enfin, le sang trouvé dans les cavités gauches du cœur était généralement noir et diffluent.

Il y a, dans l'épidémie précédente, deux faits que nous voulons faire ressortir et qui n'ont pas tous deux la même apparence de certitude : d'une part, la contagiosité des pleuro-pneumonies observées ; d'autre part, la relation admise par Costello entre ces pleuro-pneumonies et la pleuro-pneumonie des bêtes à cornes. Le premier fait paraît tirer un sérieux appui de la coïncidence de la même maladie chez les personnes qui se sont trouvées en contact avec les malades, ainsi que de l'efficacité des mesures d'isolement. Quant au second, si l'on considère les idées généralement admises sur la non-transmissibilité à l'homme de la péripneumonie contagieuse des bestiaux, il semble beaucoup plus problématique. Toutefois, en le rapprochant d'un fait observé par M. le professeur Jaccoud, peut-être pourrait-on lui accorder quelque crédit.

Il s'agit de l'épidémie de typhus qui sévit en 1874 sur le paquebot-poste *Gironde*, et dont M. Jaccoud a lu la relation dans la séance de l'Académie de médecine du 24 novembre 1874 (1). La cause de cette épidémie ne put être rapportée ni à une importation, ni aux conditions d'aménagement et d'hygiène du navire, et M. Jaccoud n'en put trouver d'autre explication que la présence, dans le chargement, de cuirs mal préparés provenant de la Plata, où régnait une épizootie meurtrière. Aussi n'hésite-t-il pas à conclure que des cuirs mal préparés provenant d'animaux malades peuvent provoquer chez l'homme une maladie infectieuse.

Nous ne savons si le rapprochement que nous tentons présente, dans le fait, une bien grande valeur ; néanmoins, il nous a paru intéressant de le signaler, et nous le soumettons à l'appréciation de qui de droit.

Les faits de contagion qu'il nous reste à examiner nous ont paru de beaucoup les plus sérieux, parce qu'ici nous pouvons avoir des données assez certaines sur la nature de l'agent infectieux qui a déterminé la pneumonie : dans les uns, il semble s'agir du poison grippal ; dans les autres, on est conduit à penser qu'on a eu affaire au poison thypique.

Étudions d'abord les premiers.

4° *Faits de contagion de pneumonie observés à Toulouse, en 1874.* — M. Bonnemaison (1), dont nous avons cité, au

(1) Jaccoud. Lecture à l'Acad. de médecine, nov. 1874, et Traité de pathologie interne, art. typhus exanthématique.

(1) Bonnemaison. Pneumonies malignes ; constitution médicale septicémique. Mém. de la Soc. méd. des hôp., 1875, et Union médicale, 1875.

Demmler.   8

commencement de notre thèse, le remarquable travail, rapporte, dans ce mémoire, plusieurs observations qu'il donne comme exemples de contagion de la pneumonie. Nous analyserons-les trois principales.

Dans un premier cas (obs. VI du mémoire de Bonnemaison), il s'agit d'un homme de 35 ans, atteint d'une pneumonie double avec symptômes d'adynamie très prononcée et qui, grâce à un traitement tonique énergique et à la robuste constitution du malade, se termine par résolution le dixième jour. A ce moment, sa mère, qui l'avait soigné avec un dévouement absolu, tombé comme foudroyée par une pleuro-pneumonie du côté droit avec crachats diffluents, sanguins, oppression extrême et adynamie profonde, qui l'emporte en moins de quatre jours.

Dans un autre fait (obs. VII de Bonnemaison), une dame de 54 ans vient soigner sa sœur atteinte de pneumonie maligne et qui succombe à la fin du premier septénaire. Le lendemain de l'inhumation, elle est prise d'un frisson violent, de point de côté, et meurt à son tour, en moins de six jours, emportée par une pneumonie adynamique.

Enfin, dans le troisième fait (obs. VIII de Bonnemaison), on observe une série de cas de contagion portant sur des personnes n'habitant pas habituellement avec le premier malade. Celui-ci, vieillard de 76 ans, est pris, le 29 avril, de malaise avec frissons erratiques; pendant deux jours, la percussion et l'auscultation la plus minutieuse ne révèlent rien d'anormal, et ce n'est que le troisième jour qu'on peut constater une pneumonie du côté gauche caractérisée par des râles crépitants et du souffle; l'expectoration est déjà gris cendré et d'une odeur fétide, et l'adynamie est profonde. La pneumonie s'étend rapidement et emporte le malade au sixième jour, au milieu d'une complète prostration.

La fille de cet homme, venue pour le soigner d'un quartier éloigné de la ville, est prise, dans les derniers jours de la maladie de son père, de frissons et de malaise, bientôt suivis de fièvre ardente avec prostration et diarrhée. Pendant quatre jours, on ne constate rien d'anormal dans la poitrine, la diarrhée disparaît, il se produit un mieux sensible et la malade parle déjà de se lever, lorsque surviennent quelques frissons erratiques, la fièvre redevient très vive, il y a de l'oppression, de la toux et des crachats sanguinolents, et l'on constate une pneumonie du côté gauche caractérisée par des râles crépitants et une matité étendue. Mais cette pneumonie ne paraît pas avoir dépassé la phase congestive, car, le lendemain, les signes physiques avaient rétrocédé, et trois jours après avaient complètement disparu. Enfin, le fils de cette femme, volontaire d'un an, venu, pour la voir, en permission de quarante-huit heures, tombe malade deux jours après sa rentrée au corps. Il résulte de renseignements positifs qu'il a été affecté d'une pleuro-pneumonie, laquelle, d'ailleurs, guérit facilement à la fin du deuxième septénaire.

Si l'on considère les observations que nous venons de rapporter, peut-être trouvera-t-on qu'en elles-mêmes elles sont déjà suffisamment démonstratives : il semble, en effet, difficile d'admettre qu'il n'y ait pas autre chose qu'une coïncidence dans le fait de ces trois pneumonies adynamiques suivies de si près, chez les personnes en contact avec les malades, de pneumonies absolument semblables, ou bien de symptômes généraux d'infection aboutissant à une pneumonie abortive. Mais, en dehors de ce fait, il y a ici une circonstance particulière qui nous paraît devoir faire accepter l'hypothèse d'une contagion.

Au moment où M. Bonnemaison observait, à Toulouse, ces pneumonies graves à symptômes généraux prédominants, dont nous venons de donner un faible aperçu, on observait en même temps un grand nombre de fièvres puerpérales, de fièvres typhoïdes, d'érysipèles, de grippes ; il y avait, en un mot, suivant l'expression de cet auteur, une véritable constitution médicale septicémique. Il est donc permis d'admettre une certaine relation entre ces maladies infectieuses et les pneumonies observées, et cela en particulier pour la grippe. Or, le poison grippal est éminemment transmissible : si donc il a produit la pneumonie, n'est-il pas rationnel d'admettre qu'il a été aussi l'agent de la contagion ? Cette conclusion nous paraît ressortir de la ressemblance frappante des pneumonies de M. Bonnemaison avec les pneumonies grippales observées à Paris pendant l'épidémie de 1837.

Nous arrivons maintenant aux faits de contagion observés par Kuhn pendant l'épidémie de 1875, à la prison de Moringen. Nous les avons gardés pour la fin de ce chapitre, non seulement parce que le caractère infectieux des pneumonies étudiées par Kuhn ne paraît pas pouvoir être nié, mais encore parce que cet auteur vient tout récemment de publier quelques expériences dans le but de prouver la transmissibilité de ces pneumonies.

5° *Cas de contagion observés par Kuhn pendant l'épidémie de la prison de Moringen, en 1875* (1). — L'auteur, à qui nous empruntons ce qui va suivre, ne fait que signaler

(1) Kuhn. Deutsch. Arch. f. klin. Med., 1878.

les cas de contagion portant sur des infirmiers et sur des malades chroniques couchés dans la même salle que ceux atteints de pneumonie ; et il rapporte exclusivement les faits concernant des surveillants demeurant en ville loin de l'établissement pénitentiaire, ou le concernant personnellement. Ici, la contagion paraît s'exercer non seulement d'une façon directe, mais encore médiatement, c'est-à-dire que la maladie semble avoir été transmise par les personnes, en contact avec les prisonniers, à des membres de leur famille, et cela quand l'intermédiaire restait lui-même parfaitement bien portant. Nous reproduisons ici cette partie du travail de Kuhn, sans nous dissimuler qu'elle soulève de nombreuses objections.

Si nous nous en tenons à l'année 1875, voici quelles sont les maladies survenues dans la famille des surveillants et des employés, et dont il faut chercher l'origine dans l'établissement lui-même.

1. R..., surveillant, emphysémateux, est atteint en janvier d'une pneumonie lobulaire ; mort par œdème pulmonaire.

2. E..., surveillant. Pleuro-pneumonie infectieuse en février. Convalescence longue, mais guérison parfaite.

3 L..., surveillant. Pneumonie infectieuse du sommet en février et mars Pendant sa maladie, son petit enfant, âgé de 6 mois, succomba à une bronchite compliquée de pneumonie.

4. Sch..., surveillant. En février, symptômes ordinaires de l'hépatisation lobulaire infectieuse avec pleurésie.

Celle-ci se transmet à sa femme qui tombe malade environ trois semaines après le début de la maladie du mari ; puis à son fils, âgé de 12 ans qui présente les symptômes typhoïdes ordinaires, la localisation pleuro-pulmonaire du début, une somnolence persistante, de la diarrhée et plusieurs hémorrhagies intestinales.

La maladie de ce dernier débuta environ deux semaines après celle de la mère. Tous trois guérirent ; mais, quelques mois après cette maladie fébrile, il se déclara chez la femme une phthisie pulmonaire avec formation rapide de cavernes ; cette femme avait toujours été bien portante, et il n'y a dans sa famille aucune trace d'affections consomptives..

5. H.. , surveillant, apporte la maladie à son fils âgé de 7 ans, en février. L'enfant fut atteint d'une maladie générale fébrile qui fut tout à fait

analogue à la forme abortive prolongée esquissée plus haut. H... fut lui-même atteint de pneumonie infectieuse.

6. K..., surveillant, apporte, en septembre, la maladie à sa femme récemment accouchée : celle-ci fit une maladie fébrile qui dura quinze jours, et fut accompagnée de pneumonie lobulaire.

7. M..., surveillant en chef, tombe malade en octobre, quinze jours environ après son entrée en fonctions : ascension fébrile graduelle comme dans la fièvre typhoïde ; grande somnolence ; tuméfaction splénique, catarrhe bronchique et stomatite qui aboutit à un état scorbutique très accentué des gencives. Longue durée de la maladie et convalescence très lente se prolongeant plusieurs mois...

—J'ajouterai que moi-même, au commencement de mars, je fus atteint pendant quelques jours d'un mouvement fébrile, accompagné de tuméfaction splénique, et qui présenta le type indiqué plus haut comme caractérisant la forme prolongée. En même temps, mon cocher, qui nettoyait mes vêtements, fut aussi légèrement malade. Puis ce fut le tour de la bonne qui, pendant la maladie de ce dernier, le remplaça dans le nettoyage des vêtements. Enfin, presque en même temps, fut atteinte ma petite fille qui, malgré ma défense, venait trop souvent à ma rencontre et se pendait à mon cou, lorsque je revenais de la prison et avant que je n'eusse changé de vêtements. Chez les deux dernières, il y eut d'abord quelques prodromes assez vagues, puis la scène s'ouvrit par un mouvement fébrile extraordinairement violent, accompagné de convulsions chez l'enfant, de vomissements opiniâtres, de délire et de perte de connaissance chez la fille. Pendant huit jours il y eut de la fièvre et du gonflement de la rate, et, vers le cinquième ou le sixième jour, on put constater, par places, dans le poumon des noyaux d'hépatisation qui se développèrent les uns après les autres, comme dans la pneumonie migratrice. Dans les deux cas, la chute des cheveux et la lenteur de la convalescence témoignèrent de la gravité de la maladie.

A cette petite épidémie de maison, il faut encore rattacher la maladie d'une jeune fille qui était venue chez nous remplacer la bonne et avait pendant douze jours fait le ménage et nettoyé les vêtements : elle fut atteinte de la forme légère prolongée ; il est vrai que pendant ce temps elle avait été en rapport avec les deux malades. Mentionnons enfin que notre bonne, dès que la période fébrile fut passée, fut envoyée pour se rétablir chez ses parents qui demeuraient à trois heures de la ville, au village de N... Elle avait emporté avec elle quelques-uns des vêtements de laine qui lui avaient servi pendant sa maladie. Huit jours, juste après son arrivée à N..., sa sœur, qui couchait avec elle, tomba malade et présenta les mêmes symptômes qu'elle : les symptômes de la pneumonie infectieuse.

— Les faits que nous venons d'exposer ne sont pas tous donnés par Kuhn comme des exemples de contagion : il est évident, en effet, que la maladie des surveillants vivant constamment dans l'atmosphère infectieuse de la prison peut très bien avoir été causée par infection simple, sans que la contagion ait rien à y voir. Il n'en est pas de même pour les maladies survenues chez les personnes qui ne mettaient jamais les pieds à l'établissement pénitentiaire. Ici nous avons des faits de deux ordres : d'une part, il s'agit de pneumonies se rapportant plus ou moins au type observé à la prison ; de l'autre, nous avons affaire à un simple mouvement fébrile sans localisation appréciable du côté du poumon et accompagné de gonflement de la rate, ou bien à une véritable fièvre typhoïde, comme semble l'indiquer le cas du malade n⁰ 7. Or, si l'on rapproche ces deux derniers faits de ce que nous avons vu plus haut touchant la fréquence des lésions intestinales accompagnant ces pneumonies, il semble de plus en plus rationnel d'admettre qu'ici c'est le poison typhique qui doit être mis en cause et que beaucoup des pneumonies de Kuhn, sinon toutes, ont été de véritables pneumo-typhus. Si l'on adopte cette manière de voir, que nous nous bornons à signaler, les cas de contagion s'expliquent facilement. On se rend compte en particulier de la nature des simples mouvements de fièvre qu'en l'absence de localisation pulmonaire appréciable nous sommes conduits à considérer comme une fièvre typhoïde avortée plutôt que comme une pneumonie avortée (1).

(1) Cette interprétation nous est exclusivement personnelle et Kuhn dans ses divers travaux ne dit rien de semblable. Il signale cependant dans son second travail (Berl. klin. Wochenschr., 1879) l'absence de cas de contagion dans l'épidémie de 1878, absence qu'il attribue à la rareté des lésions intestinales accompagnant cette année là la pneumonie. Ce fait nous semble confirmer notre manière de voir.

Enfin, la réalité de la contagion dans les cas observés pa Kuhn paraît devoir être encore établie si l'on considère le résultat de quelques expériences qu'il vient de publier tout récemment : nous exposerons ces résultats dans le chapitre suivant, en les rapprochant des expériences analogues de Klebs.

Si maintenant nous résumons tous les faits de contagion que nous avons rapportés, nous voyons que la possibilité de la contagion de la pneumonie dans certains cas s'appuie : 1° sur des faits incertains, où l'hypothèse de la contagion ne repose que sur des coïncidences plus ou moins frappantes, mais qui par elles-mêmes et isolées des circonstances accompagnant la maladie et des symptômes qu'elle a présentés, ne sauraient être considérées comme suffisamment probantes ; 2° sur des faits certains tels que l'efficacité des mesures d'isolement, la relation de la maladie pulmonaire avec une cause d'infection connue, le caractère éminemment infectieux des symptômes. Dans plusieurs de ces faits, le caractère contagieux de l'affection découle directement des données que l'on peut avoir sur la nature de l'agent infectieux générateur de la pneumonie.

CHAPITRE IV.

DE QUELQUES EXPÉRIENCES D'INOCULATION DE LA PNEUMONIE

La nécessité d'admettre les germes infectieux parmi les causes déterminantes de la pneumonie semble ne devoir plus faire de doute si l'on considère les résultats fournis par la pathologie expérimentale.

Déjà, en 1873, Wolff (1), en injectant dans les voies aériennes de lapins ou de cochons d'Inde des liquides contenant des bactéries et des micrococcus, avait obtenu, dans quelques cas rares, il est vrai, de véritables pneumonies lobaires.

Plus récemment Hohenhausen (2), dans le but d'élucider la pathogénie de la pneumonie qui survient après des suppurations de la bouche ou du pharynx, a injecté dans les bronches à des chiens trachéotomisés diverses substances, parmi lesquelles du sang putréfié. Il vit se développer rapidement une pneumonie lobaire quand il s'agissait de ce dernier liquide.

Mais quelque soit le soin que prennent ces auteurs pour s'efforcer de démontrer que l'irritation locale produite par les liquides injectés n'a été pour rien dans le développement de l'inflammation pulmonaire, ces expériences ne sauraient être considérées comme de véritables expériences d'inoculation. Pour démontrer que la pneumonie pouvait être réellement le résultat de la viciation du sang par un agent infectieux, il fallait injecter le liquide renfermant les microbes en un point du corps suffisamment éloigné des organes respiratoires et non pas dans le poumon luimême : c'est ce qu'a fait Klebs dans les expériences qu'il a instituées en 1874. —

1º *Expériences de Klebs.* — Les expériences de Klebs (1) sont particulièrement intéressantes non seulement parce

(1) Wolff. An. in Revue des sciences médicales, 1873, p. 1030.
(2) Hohenhausen. Expériences relatives à l'étiologie de la pneumonie septique. Deutsch. Zeitschr. f. chir., V, 1875. An. in Rev. des sc. méd. 1876, p. 83.
(1) Klebs. Loc. cit.

que dans plusieurs cas le professeur de Prague a réussi à produire de véritables pneumonies, mais aussi parce qu'on a pu retrouver dans le poumon, dans le cœur et surtout dans les reins des amas considérables de monadines identiques à celles qui étaient contenues dans les liquides inoculés. Dans une première série d'expériences, où l'inoculation était faite au moyen d'une simple piqûre ne dépassant pas l'épaisseur de la cornée, le résultat fut absolument négatif, et les lapins ne présentèrent aucun trouble de la santé générale. Il n'en fut pas de même pour la seconde série de lapins, à qui on injecta le liquide d'inoculation dans la chambre antérieure de l'œil.

Les expériences de cette seconde série sont au nombre de neuf. Le liquide d'inoculation fut tantôt du liquide de sécrétion bronchique d'un pneumonique, tantôt le liquide extrait de la chambre antérieure de l'œil d'un lapin déjà inoculé. Dans quatre de ces expériences seulement, le poumon présenta les caractères de l'hépatisation, en même temps que des lésions viscérales multiples, surtout du cœur et des reins. Nous donnons ci-dessous le résumé de ces quatre expériences.

EXPÉRIENCE I (résumée).

Inoculation le 9 novembre, avec le liquide de sécrétion bronchique d'un pneumonique; mort le 22 novembre.

A l'autopsie, obstruction plus ou moins complète de la cornée, pus dans la chambre antérieure, schistomycètes dans les divers liquides de l'œil.

Poumons. Gros, peu collabés; par places, dans une assez grande étendue, très fermes. Ces zones, qui, à gauche, comprennent presque tout le lobe inférieur, sont d'une couleur brun rouge pâle à la surface ; la coupe présente des points congestionnés et des points exangues, çà et là des zones granuleuses et colorées en jaune. Les artères afférentes à ces portions du poumon sont en maint endroit, remplies de thrombus visibles à l'œil-nu. Les·portions aérées du poumon sont congestionnées et œdémateuses.

Péricarde. Épanchement purulent abondant.

Cœur. A la base du cœur droit, amas gros comme un petit haricot, d'une matière sèche et blanche qui soulève la séreuse et se prolonge en une bande effilée à travers le tissu musculaire jusqu'à l'insertion de la valvule tricuspide. Sur cette dernière, dépôts tubéreux jaune grisâtre, rappelant complètement les végétations endocardiques de l'homme. Dans le tissu cardiaque, on trouve disséminés un grand nombre de foyers de la même matière jaune grisâtre.

Foie. Surface parsemée de nodules isolés, durs et blancs, de nature conjonctive.

Reins. Coloration rouge vineuse. Papilles traversées de nombreuses bandes blanches qui peuvent être suivies le long des canalicules urinifères jusqu'à la substance corticale.

L'*urine*, aussitôt extraite de la vessie, contient de l'albumine, ainsi que des monadines très vivantes et agitées de mouvements très vifs.

Au microscope, on trouve dans les thrombus du poumon et dans les foyers jaunes du tissu cardiaque de la fibrine, des globules de pus, et une grande quantité de bâtonnets et de granulations. On rencontre ces mêmes organismes, mais en moins grande quantité, dans les alvéoles pulmonaires, au milieu du contenu fibrino-cellulaire des zones hépatisées. Mais c'est surtout dans les reins, dans l'intérieur des bandes blanches, qu'on rencontre les monadines; ici elles remplissent les bandes et elles ont l'aspect caractéristique que leur donne seule une culture faite avec grand soin. Les tractus blancs sont traversés de vaisseaux à parois minces; sur une coupe, on voit ces vaisseaux complètement entourés de monadines, et Klebs ne met pas en doute que les tractus blancs ne sont pas autre chose que les gaînes lymphatiques périvasculaires remplies et dilatées par les monades.

Nous avons tenu à reproduire d'une façon détaillée le résultat de cette expérience, qui est certainement la plus belle que Klebs rapporte dans son travail. Dans aucune autre on n'observe d'une facon aussi nette ces colonies de monadines qui ont envahi les trois principaux organes de l'économie, et dont il semble bien difficile de nier l'action pathogénique, lorsqu'en même temps que leur présence on constate une altération corrélative du parenchyme envahi.

— Nous serons beaucoup plus brefs pour les trois autres expériences.

EXPÉRIENCE IV (résumée).

Inoculation dans la chambre antérieure des deux yeux de deux gouttes de liquide bronchique provenant de pneumoniques. Mort du lapin huit jours après l'inoculation.

A l'autopsie, outre les altérations ordinaires de l'œil (purulence, etc.), on trouve le *poumon droit* en hépatisation lobaire rouge grisâtre, avec des foyers purulents isolés; *poumon gauche*, œdème. *Cœur*, friable. *Rate*, très grosse, congestionnée, friable. *Reins*, gros et friables également.

Pas d'examen histologique.

EXPÉRIENCE V (résumée).

Ici l'inoculation est faite avec le liquide bronchique d'un malade mort de néphrite chronique, et d'un autre qui présentait une pleurésie fibrineuse, une néphrite et un cancer du pylore. Mort du lapin, quinze jours après.

A l'autopsie. Pleurésie avec épanchement et exsudat fibrineux. Dans les deux poumons, hépatisation étendue au deuxième et au troisième degré; bouchons jaunâtres obstruant les bronches par places. *Cœur*, friable, contenant quelques foyer gris blanchâtre de 5 à 1 millimètres de diamètre. Dégénérescence parenchymateuse du *foie* et des *reins*. *Rate*, de grosseur moyenne, mais très molle et diffluente.

L'examen histologique ne permet pas de constater l'existence de monadines dans le sang, mais on en trouve de nombreuses, douées de mouvements très vifs, dans le liquide pleural. Les coupes des portions de poumon hépatisées, examinées après durcissement, font voir dans les alvéoles, à coté des dépôts fibrineux et épithéliaux, de nombreux corps en forme de bâtonnets, rendus plus apparents après qu'on a dissous la fibrine par les alcalis. Dans les bronches, à côté de cellules épithéliales aplaties et dans les points où l'épithélium manque, on trouve d'épais dépôts de filaments délicats, accolés entre eux et disposés soit perpendiculairement, soit parallèlement à la surface muqueuse; on trouve aussi des dépôts de ces filaments sous l'épithélium, et le parenchyme est traversé, dans le voisinage, de stries parallèles formées par ces mêmes éléments. Les foyers gris du tissu cardiaque contiennent quelques globules de pus au milieu d'un grand nombre de ces mêmes filaments. La réaction, connue comme la forme de ces éléments, ne laisse aucun doute sur leur nature.

Expérience VIII (résumée).

Trois inoculations successives : la première, avec du pus provenant du nez d'un lapin inoculé avec le liquide de la chambre antérieure de l'œil du lapin de l'expérience V ; la deuxième, avec un liquide de culture contenant des monadines, et la troisième, avec de la sérosité d'œdème provenant d'un autre lapin, inoculé en même temps avec le pus des fosses nasales. Mort douze jours après la première inoculation.

Autopsie. Ecchymoses péritonéales, léger épanchement sanguin dans l'intestin. *Rate* molle. *Reins* pâles. Épanchement pleural séro-sanguin. *Poumon droit*, volumineux, coloré en brun foncé à la surface, contenant dans son lobe inférieur, de petits foyers durs, jaunes et en forme de coin, entourés d'une zone d'hépatisation rouge. *Poumon gauche* volumineux, contenant des foyers analogues de couleur rouge foncé.

Le *cœur* renferme deux tubercules : l'un superficiel, l'autre plus profond ; de ce dernier part une bande jaune qui s'étend à travers le tissu musculaire, jusque sous l'endocarde. Le *foie*, rouge vineux, présente un foyer hémorrhagique. Au microscope, on trouve dans ce foyer des amas de granulations pâles et volumineuses qui se dissolvaient par l'acide acétique et les alcalis, et rappellent alors les granulations que l'on développe par la culture des monadines dans le blanc d'œuf.

Telles sont les principales expériences de Klebs, et les seules que nous puissions invoquer ici ; la constance de la lésion pulmonaire dans ces quatre expériences, les rapports étroits qui existent entre l'existence de cette lésion et la présence des monadines dans le tissu hépatisé, les altérations concomitantes du cœur et des reins qui rappellent d'une façon si frappante ce que nous avons vu plus haut chez l'homme, tout cela donne à ces expériences une valeur considérable et l'on ne peut que désirer que de nouvelles recherches viennent les confirmer davantage (1).

(1) M. le professeur Bouchard a déterminé deux fois une pneumonie chez des animaux dans des conditions analogues. (Communication orale.)

2° *Expériences de Kuhn.* — Ces expériences, toutes récentes (1), ont été instituées par Kuhn dans le but de prouver la transmissibilité des pneumonies endémiques observées par lui à la prison de Moringen. Nous pouvons les diviser en deux séries : dans la première, la plus nombreuse,
Kuhn a injecté sous la peau de lapins adultes des crachats
provenant de malades atteints de la forme de pneumonie
décrite par lui; dans la seconde, il leur a cousu sous la
peau soit un morceau de poumon, soit un morceau de
fausse membrane pleurale, soit un morceau de muscle. La
température rectale des animaux en expérience a toujours
été prise avec le plus grand soin.

La première série d'expériences porté sur 18 lapins. Aux
uns on a injecté les crachats non dilués, aux autres une
solution de ces crachats dans une plus ou moins grande
quantité d'eau distillée, et après filtration préalable : les
résultats ne diffèrent, du reste, que par l'intensité variable des accidents observés, suivant l'étendue de la solution.

Six des animaux de cette première série guérirent complètement après avoir présenté pendant plusieurs jours
une élévation de température notable.

Cinq autres périrent dans les deux jours qui suivirent
l'injection avec des températures de collapsus, ou sans
élévation de température notable. A l'autopsie, on ne trouva
que des ecchymoses ainsi qu'une congestion assez intense
des poumons et de la plèvre, ou bien les poumons étaient
parsemés de foyers d'engouement disséminés.

Enfin, les 7 autres lapins succombèrent ou furent sacri-
fiés du sixième au douzième jour après l'injection, après

(1) Kuhn. Berl. klin. Wochenschr., n° du 19 septembre 1881.

avoir présenté une forte fièvre marquée vers le cinquième ou le septième jour par des oscillations critiques, de la diarrhée, et une paralysie plus ou moins accentuée du train postérieur. A l'autopsie, pleurésie séro-adhésive, foyers d'hépatisation lobulaire et lobaire; plusieurs fois péricardite séreuse, gonflement de la rate et catarrhe intestinal. La tuméfaction des follicules intestinaux, la néphrite parenchymateuse et l'injection des vaisseaux de la pie-mère ont aussi été constatées, mais d'une façon inconstante.

Quant aux lapins, au nombre de trois, sur lesquels porte la seconde série d'expériences, l'un guérit après une fièvre prolongée : c'est celui auquel on avait inséré un fragment de muscle. Les deux autres succombèrent, mais ne présentèrent à l'autopsie que de l'hyperhémie des différents organes, avec une pleurésie fibrineuse et une tuméfaction de la rate; il y avait en outre une véritable néphrite parenchymateuse chez l'un d'eux qui n'avait succombé que le septième jour avec une température s'élevant jusqu'à 41°.

Ces expériences, on le voit, présentent beaucoup d'analogie avec celles de Klebs : comme le professeur de Prague, Kuhn inocule à ses lapins des liquides provenant des voies respiratoires d'individus atteints de pneumonie, et il produit chez eux des lesions analogues, sinon identiques, à celles déterminées par Klebs : nous retrouvons ici la néphrite, la péricardite, la pleurésie fibrineuse. Mais il manque à ces expériences un élément très important, c'est-à-dire les résultats histologiques; muni d'instruments très imparfaits, Kuhn n'a pu constater, soit dans les crachats expectorés par les malades, soit dans les tissus des lapins qui ont succombé, l'existence d'un microbe spécial. En l'absence de cet élément, on ne saurait conclure rigoureusement ainsi que Kuhn le reconnaît lui-même, que la maladie observée chez l'homme a été réellement transmise au lapin, car les résultats obtenus ne sont pas sans présenter une grande analogie avec ce qu'on observe dans les expériences de septicémie inoculée. Toutefois, le rapport entre ces expériences et celles de Klebs, la grande fréquence des lésions pleuro-pulmonaires chez les lapins, la ressemblance frappante de l'ensemble des résultats avec les caractères anatomiques de la maladie observée chez l'homme, tout cela donne de fortes présomptions sur la possibilité de transmettre aux animaux des pneumonies semblables à celle de la prison de Moringen : nous sommes donc amenés à conclure en faveur de la contagiosité de ces pneumonies.

CHAPITRE V.

CAS ISOLÉS DE PNEUMONIE PARAISSANT D'ORIGINE INFECTIEUSE.

Nous avions l'intention, en commençant ce travail, de grouper dans ce chapitre la description de certaines pneumonies isolées, dont la relation avec une infection générale de l'économie ne saurait être mise en doute : nous voulons parler des pneumonies paludéennes, des pneumonies puerpérales, et enfin, des pneumonies du début de la fièvre typhoïde, appelées encore pneumo-typhus. Mais la place considérable prise par les chapitres précédents ne nous permet pas de consacrer à ces faits toute l'importance

qu'ils méritent, et nous nous bornerons à les signaler pour
ne pas être trop incomplet.

1° Pneumonie paludéenne. — Ici, la relation intime de
l'inflammation du poumon avec le miasme paludéen est
tellement évidente, que Grisolle lui-même n'hésitait pas à
la reconnaître, et voyait dans la pneumonie intermittente
non pas une phlegmasie pulmonaire compliquée d'une
fièvre d'accès, « mais deux états connexes liés intimement
l'un à l'autre, et procédant de la même cause miasmatique. » Aujourd'hui cette opinion, après avoir été longtemps combattue, tend de plus en plus à prévaloir : nous
citerons particulièrement M. Lépine (1), ainsi que les travaux italiens récents de Pisani (2) et de Giampietro (3).
Nous n'avons pas à insister sur les caractères cliniques de
cette forme de pneumonie qui sont bien connus depuis
Grisolle. Disons seulement que si, dans quelques cas, on
peut ne la considérer que comme une simple congestion
pulmonaire, il en est nombre d'autres où on a eu affaire à
de véritables pneumonies. Il en était ainsi dans le cours de
l'épidémie observée en 1833 par le Dr Grifoulière, et dont
Grisolle donne la relation : ici, la pneumonie était parfaitement caractérisée par les crachats rouillés, la matité, les
râles crépitants et le souffle, et les signes d'auscultation et
de percussion persistaient pendant l'intermission des
accès. Dans l'observation VII, publiée à la fin de notre
thèse, et que nous empruntons à M. Forget, la pneumonie
foudroyante qui emporte le malade ne nous paraît pouvoir

(1) Art. Pneumonie lobaire aiguë. Dict. de méd. et de chir. prat.
(2) Pisani. Rivista de Milano, 1873.
(3) Giampietro. Quelques observations sur la pneumonie miasmatique paludéenne. Sperimentale, 1875.

Demmler.   9

s'expliquer que par une intoxication palustre suraiguë, eu égard surtout à la localité habitée par le malade, et qui était connue pour être infestée par les fièvres.

2° *Pneumonie puerpérale.* — L'agent de la septicémie puerpérale peut, dans bien des cas, être regardé comme la cause directe de certaines pneumonies. Telle est l'opinion de Grisolle ; telle est aussi l'opinion de M. Voillemier.

Grisolle rapporte le fait suivant emprunté à Chomel : Une dame, heureusement accouchée, éprouva le jour suivant un léger malaise qui fut à peine remarqué. Chomel, ayant visité cette dame dans la journée même, trouva de la matité et une respiration bronchique dans tout un côté de la poitrine. Douze heures plus tard, la malade avait cessé de vivre, et l'autopsie fit découvrir une hépatisation rouge et grise de tout un poumon.

« On s'explique très bien, ajoute Grisolle, par les circonstances de la grossesse et de l'accouchement, pourquoi le péritoine, l'utérus et ses annexes sont plus souvent affectés que d'autres organes ; mais de même que, dans quelques cas, on n'a trouvé d'autre altération qu'une suppuration dans les muscles ou le tissu cellulaire, de même on conçoit que cet effort à la production de pus qui domine, qui constitue toute la maladie, se porte aussi quelquefois du côté du poumon (1). »

Voillemier (2), dans un mémoire couronné par la Faculté de médecine, et où il relate une épidémie de fièvre

(1) Traité de la pneumonie, p. 439, 1re éd.

(2) Voillemier, Histoire de la fièvre puerpérale qui a régné épidémiquement à l'hôpital des Cliniques. Journal des Connaissances médico-chirurgicales, 1840.

puerpérale observée à l'hôpital des Cliniques, exprimait les mêmes idées.

Nous n'avons pas eu le temps d'approfondir ce sujet assurément fort intéressant ; mais, appuyé sur l'autorité des auteurs que nous venons de citer, nous croyons pouvoir dire que l'intoxication puerpérale peut, dans certains cas, ne se traduire que par une pneumonie qui en constitue l'unique manifestation.

3° *Pneumonie du début de la fièvre typhoïde ; pneumotyphus.* — Nous avons vu, dans la première partie de notre travail, que Barella considérait beaucoup de pneumonies comme directement produites par une intoxication typhique, et que, pour cet auteur, le miasme typhogène pouvait ne manifester son action sur l'économie que par une inflammation du poumon.

Or, il existe aujourd'hui un certain nombre de cas dans la science qui semblent venir donner un sérieux appui à cette hypothèse.

Dans ces cas, dont Dietl, Griesinger, Gerhardt, et plus récemment M. Lépine, ont publié des exemples, il s'agit de pneumonies débutant à peu près comme une pneumonie franche, ou bien, au contraire, accompagnées de phénomènes typhoïdes ; la maladie suit sa marche normale, entre en résolution, mais la défervescence ne se fait pas ; il apparaît des taches rosées, et l'on assiste alors au développement d'une fièvre typhoïde confirmée. Dans d'autres cas, au contraire, comme dans notre observation III, le malade est emporté au milieu d'un cortège de symptômes généraux typhoïdes, et l'on trouve à l'autopsie une pneumonie lobaire, avec les lésions de la fièvre typhoïde au début.

Il s'agit donc bien là d'une pneumonie infectieuse produite par le poison typhique.

Nous ne voulons pas insister sur la description de cette forme de pneumonie, qui a été récemment bien faite par M. le Dr de Marignac (1) dans sa thèse inaugurale. Remarquons seulement la difficulté, de diagnostic qu'il signale entre ces pneumonies et la pneumonie typhoïde. Cette difficulté n'est-elle pas un peu cherchée, et n'existerait-elle pas uniquement parce qu'on a décrit bien des fois sous le nom de pneumonies typhoïdes, ce qui n'était en réalité que la forme d'intoxication typhique dont il est ici question?

Nous avons déjà signalé le fait de la coïncidence de lésions intestinales, avec la pneumonie, dans l'épidémie de la prison de Moringen.

Dans l'épidémie de Noyers, décrite par Torchet (2), et désignée sous le nom d'épidémie de pneumonies typhoïdes, après quelques jours de durée il se dessinait des symptômes de fièvre grave, accompagnés de la lésion des glandes de Peyer.

Hourmann et Dechambre (3) décrivent, sous le nom de forme essentiellement typhoïde de la pneumonie des vieillards, une forme caractérisée par les symptômes suivants : début par angine, coryza, épistaxis, céphalalgie occipitale, étourdissements et faiblesse musculaire très prononcée, même avant que l'inflammation du poumon soit à peine commencée. A ces symptômes d'adynamie viennent se joindre toujours des désordres du côté des voies digestives :

(1) Galissart de Marignac. Thèse citée, 1881.

(2) Mémoires de l'Acad. de méd., 1838. Rapport de Piorry, sur les maladies épidémiques.

(3) Hourmann et Dechambre. Arch. gén. de méd., t. X, 2e série.

ballonnement du ventre, diarrhée, vomissements, soit au début, soit surtout dans le cours de la maladie; en même temps, douleurs abdominales vives. A l'autopsie, outre la pneumonie, mêlée de noyaux d'apoplexie pulmonaire et d'extravasations sanguines dans les bronches, on trouvait la rate volumineuse, le foie gorgé de sang, les intestin présentaient de nombreuses tracés d'inflammation saisissables par la rougeur et le ramollissement de la muqueuse, et dans plusieurs cas Hourmann et Dechambre ont trouvé un *développement anormal sans ulcération des plaques de Peyer, plus souvent des glandes de Brunner.* Cette forme de pneumonie qui s'observait presque exclusivement aux mois de mars et d'avril, sévissait sur les vieilles femmes de tous les types, et s'étendait souvent même aux jeunes filles infirmes qui habitent la Salpêtrière.

N'y a-t-il pas dans ce tableau de la pneumonie typhoïde une ressemblance frappante avec celui de la fièvre typhoïde et du moment que l'on constate, à l'autopsie, les lésions de cette dernière maladie au début, n'est-on pas en droit de considérer des cas pareils comme de véritables pneumo-typhus, c'est-à-dire des pneumonies produites par le poison typhique dont elles constitueraient la principale et souvent l'unique manifestation?

Ajoutons que si, dans les cas de pneumo-typhus la mort peut survenir sans que la fièvre typhoïde ait eu le temps de prendre tout son développement, la guérison survient aussi dans les mêmes conditions; l'observation II, que nous devons à l'obligeance de M. le Dr Cuffer, semble le démontrer clairement. Il y a eu ici une fièvre typhoïde dont tout l'effort s'est porté presque uniquement sur le poumon; les taches rosées seules ont donné la marque de l'origine de cette pneumonie.

— Nous terminons ici les quelques considérations que nous voulions présenter pour compléter notre étude des pneumonies infectieuses. A l'appui de notre thèse, nous ajouterons sept observations de pneumonies que nous avons choisies au milieu de beaucoup d'autres, parce qu'elles nous ont semblé plus que d'autres propres à inspirer la conviction.

L'observation I est celle d'un malade que nous venons d'observer tout récemment à l'Hôtel-Dieu. Le caractère infectieux de sa pneumonie se fonde surtout sur la coïncidence d'une néphrite infectieuse hémorrhagique, et sur la complication de pleurésie purulente survenue ultérieurement.

Nous avons déjà signalé les observations II et III.

L'observation IV, empruntée à M. Bœckel, nous paraît tirer son caractère de la relation de la pneumonie avec une cause d'infection puissante coïncidant avec des symptômes généraux de nature typhique.

Dans les observations V et VI, tirées des Leçons de clinique médicale de M. Bernheim, nous signalerons surtout, outre les phénomènes généraux habituels, l'hypertrophie splénique, la dégénérescence graisseuse du foie et du cœur, les lésions rénales, toutes altérations qui, rapprochées des lésions obtenues par Klebs dans ses expériences, acquièrent une signification considérable.

Enfin, l'observation VII nous paraît être un cas de fièvre pernicieuse comateuse, avec détermination pneumonique immédiate : la colonie d'Ostwald, localité habitée par le malade, est bien connue en Alsace pour être infestée par les fièvres palustres.

OBSERVATION I (personnelle).

Pneumonie double. Néphrite infectieuse. Pleurésie purulente consécutive.

C..., 21 ans, employé de commerce. Entré le 21' février 1882, salle Saint-Christophe, n° 17, à l'Hôtel-Dieu, dans le service de M. le professeur Sée.

Le malade est de nationalité anglaise et parle très mal le français, de sorte qu'il est difficile d'avoir des renseignements positifs sur ses antécédents et sur la façon dont a débuté sa maladie. Toutefois, on peut savoir que depuis une douzaine de jours, il était traînant, et se plaignait d'une douleur dans l'épaule. Le 19 février, étant en état d'ivresse, il a été ramassé sur la voie publique et a passé la nuit au dépôt de la préfecture de police. Là, il a été pris d'une douleur assez vive dans la poitrine, et de dyspnée ; en même temps, il s'est aperçu que ses urines étaient sanguinolentes.

22 février. *État actuel.* Prostration et faiblesse musculaire considérable ; on peut à peine asseoir le malade. La douleur thoracique persiste, et la dyspnée est vive. État saburral des voies digestives.

Matité dans les deux tiers inférieurs du poumon droit, en arrière. Diminution des vibrations thoraciques du même côté, plus marquée dans le tiers inférieur. A l'auscultation, souffle tubaire dans les deux tiers inférieurs du poumon droit ; pas de râles. Pas de crachats, pas de toux. Le poumon gauche ne présente aucun bruit morbide : rien non plus à la percussion. Du côté du cœur, léger souffle au premier temps et à la pointe.

Les urines, médiocrement abondantes, sont très fortement teintées de rouge. Au microscope, on y trouve une quantité considérable de globules sanguins et de cylindres épithéliaux granuleux. La fièvre est cependant assez modérée : 38°,8 le matin, 40° le soir.

Le 23. Pas de modification sensible dans l'état général, ni dans l'état local. L'hématurie persiste au même degré.

T. A. M 39°. S. 39°.

Le 24. Prostration de plus en plus marquée ; grande agitation la nuit. Langue rouge, sèche ; fuliginosité des dents.

Vive douleur dans le côté gauche. A la percussion de ce côté en arrière, matité complète ; à l'auscultation, souffle tubaire intense, pas de râles du haut en bas de la poitrine en arrière. Deuxième pneumonie.

La pneumonie du côté droit paraît entrer en résolution; dans le tiers inférieur, de ce côté, on perçoit un mélange de râles sous-crépitants et crépitants, le souffle a beaucoup diminué. Rien au sommet du poumon.

Le malade expectore quelques crachats rouges. Dyspnée très vive. L'hématurie persiste à peu près au même degré.

T. A. M. 38°,8. S. 38°,8.

Le 25. La nuit a été très agitée; ce matin le malade est plus calme. Les signes locaux restent les mêmes.

L'hématurie a disparu, elle est remplacée par une albuminurie abondante. L'albumine se rétracte en masse. Toujours peu de crachats.

T. A. M. 38,2. S. 39°.

Le 25. Prostration toujours très marquée. Somnolence. La faiblesse est si grande, que le moindre mouvement imprimé au malade le laisse pendant longtemps haletant et couvert de sueur. Pouls fréquent, mou et dépressible.

La pneumonie du poumon droit se résout : souffle beaucoup moins fort, mêlé de râles crépitants de retour surtout à la base.

A gauche et en arrière, le souffle tubaire persiste dans toute l'étendue du poumon, sans râles, et accompagné d'une matité complète.

Vu l'état de faiblesse du malade, il est difficile de reconnaître d'une façon convenable l'état de la rate; il paraît cependant exister à son niveau une zone de matité descendant à peu près à deux travers de doigt au-dessous des fausses côtes.

T. A. M. 38°,2. S. 39°.

Le 27. La température est redescendue à la normale, et l'état général du malade est bien meilleur; mais la faiblesse est toujours très grande. Peu de modification dans les signes stéthoscopiques, notamment le souffle à gauche, conserve son intensité et son timbre. Moins d'agitation la nuit; la langue est plus humide et se déterge.

Albumine toujours en quantité considérable dans les urines; celles-ci, examinées de nouveau au microscope, par MM. Talamon et Capitan, contiennent des amas de bactéries et de micrococcus. Se fondant sur ce fait qui indique la nature infectieuse de la néphrite, M. le professeur Sée incline à croire que la pneumonie du malade reconnaît la même origine.

T. A. M. 37,6. S. 38°.

Le 28. La défervescence persiste. Sommeil la nuit. Pouls lent et faible mais régulier. Il y a toujours un état d'abattement marqué.

Le souffle tubaire persiste à gauche, sans râles. A droite, mélange de râles de retour et de souffle médiocrement intense.

Albuminurie toujours considérable.

T. A. M. 37°,6. S. 38°,5.

1er mars. Même état. T. A. 38°,4. S. 37°,6.

Le 2. Le souffle, à gauche, est remplacé par un souffle beaucoup moins rude, profond. A droite, gros râles sous-crépitants, plus de souffle.

Le malade paraît entrer en convalescence, l'appétit est un peu revenu et la prostration est beaucoup moindre. Cependant, faiblesse extrême e somnolence persistante.

L'albuminurie persiste à peu près au même degré. De plus, la fièvre ne paraît pas complètement éteinte et la température dépasse toujours un peu la normale matin et soir.

T. A. M. 38°. S. 38°,6.

Le 3. Même état. Somnolence. T. A. S. 39°.

Le 4. T. M. A. 38°. S. 39°.

Le 5. T. M. 38°. S. 38°,4. Somnolence persistante.

Le 6. T. M. 38°,2. S. 38°,2.

Le 7. T. S. 38°,4.

Le 8. T. S. 38°,2.

Le 9. T. M. 37°,8. Le malade paraît en pleine convalescence. Cependant, l'albuminurie persiste. On entend encore des râles de retour dans le poumon droit. A gauche, matité, diminution du murmure respiratoire dans le tiers inférieur, où il paraît se former un léger épanchement pleu ral; le souffle persiste dans le reste du poumon.

Le 14. Le malade, qui mange peu, dort mal, et n'a presque pas craché dans tont le cours de sa maladie, a eu vers 11 heures du matin une véritable vomique : il a rendû un litre de pus environ, en même temps qu'il était pris d'une oppression extrême, et d'une vive douleur dans la poitrine.

Le 15, matin. Le malade continue à rendre par l'expectoration une certaine quantité de pus. Dans le côté gauche, on constate tous les signes d'un pyo-pneumothorax ; dans le poumon droit, râles sous-crépitants. Le cœur est fortement dévié à droite, et sa pointe bat tout près du bord gauche du sternum.

Le 17. Nous revoyons le malade, qui continue à expectorer une certaine quantité de pus ; l'albuminurie persiste. A partir de ce moment, nous ne l'avons plus suivi.

Observation II.

(Recueillie par M. Guinon, externe du service) (1).

Pneumo-typhus se terminant au 13e jour par la guérison.
Avortement du processus intestinal.

Pr... (Joseph), 22 ans, garçon de cuisine, entré le 22 février 1882, salle Saint-Charles, n° 5, service de M. Hérard, suppléé par M. Cuffer.

Antécédents. — Les parents du malade sont vivants encore et bien portants. Personnellement, il a eu la fièvre typhoïde à l'âge de 9 ans, et la fièvre intermittente pendant trois mois. Il a quitté son pays (l'Auvergne) depuis deux ans.

Maladie actuelle. — Le malade, qui toussait depuis les premiers jours de février, a eu le 12 une épistaxis. Le 15, se sentant faible dès le matin, il commence cependant son travail, mais est pris dans l'après-midi d'un frisson violent qui le force à se mettre au lit. A la suite du frisson apparaît un point de côté à droite, la toux devient fréquente, il y a des vomissements et de la diarrhée. Pr... essaye de reprendre son travail, mais son état s'aggravant, il entre à l'hôpital huit jours après, le 22.

Le 23. Le malade est faible et abattu. Langue blanche, étalée, rouge sur les bords et à la pointe. Pas de garde-robe depuis son entrée ; gargouillements à la pression dans la fosse iliaque droite ; certain degré de ballonnement du ventre. Pas de céphalalgie, mais insomnie, soif ardente, La fièvre, qui était très vive, hier au soir (40°,2), paraît tombée ce matin : T.37°,8. P. 84. Toux fréquente, crachats de congestion pulmonaire abondants, parmi lesquels quelques crachats de pneumonie ; point de côté. Cependant rien d'appréciable ni à l'auscultation, ni à la percussion. Traitement : 15 ventouses sèches sur la poitrine.

Le 24. La fièvre s'est brusquement rallumée. T. hier au soir, 39°. Ce matin, 40°,4. P. 112. Le malade se plaint beaucoup de son point de côté. Toux fréquente. A la percussion, légère submatité sous la clavicule droite. L'auscultation permet de percevoir, au même point, quelques râles crépitants, profonds, lointains.

Sur la paroi abdominale, on constate trois taches rosées.

Traitement : 15 ventouses sèches et 4 scarifiées.

Le soir, T. 40°,2.

(1) Nous remercions vivement M. Guinon de l'obligeance qu'il a eue de nous communiquer cette observation.

Le 25. Prostration persistante. Subdelirium la nuit. Quelques taches rosées à la base du thorax, en arrière. Tuméfaction appréciable de la rate. Diarrhée verte. Expectoration visqueuse, couleur d'abricot.

Matité sous la clavicule droite. Percussion douloureuse. Râles crépitants et souffle tubaire sous la clavicule droite et dans l'aisselle; râles sous-crépitants aux deux bases

T. M. 40°,4. P. 120.

T. S. 39°,8. P. 108.

Prescription : potion de Todd, vésicatoire.

Le 26. Subdelirium encore cette nuit. Mêmes caractères de la diarrhée et des crachats. Souffle dans la fosse sus-épineuse droite. Râles crépitants en avant.

T. M. 39°,8. P. M. 102.

T. S. 40°,2. P. S. 106.

Le 27. Nuit moins agitée. Légère épistaxis. Crachats moins colorés. Râles crépitants en avant, souffle en arrière, au sommet droit ; râles sibilants dans le reste des deux poumons.

T. M. 39°,4. P. M 106.

T. S.39°,6. P. S. 106.

Le 28. Amélioration sensible. Défervescence brusque. Le malade se met parfaitement sur son séant et répond clairement aux questions qu'on lui adresse.

Ventre ballonné, encore douloureux à la pression. Les selles ont toujours une couleur verte, mais ne sont plus provoquées que par les lavements. Diminution de la toux. Crachats de bronchite , mais persistance des signes stéthoscopiques. Pas de nouvelles taches rosées.

T. M . 36°. P. 90.

Dans l'après-midi, transpiration abondante, suivie d'un sommeil de plusieurs heures.

T. S. 36°,5. P. 72.

1er mars. La défervescence a continué. Le malade a bien dormi et demande à manger. Mêmes signes locaux.

T. M. 36°,4. P. M. 72.

T. S. 36°,6. P. S. 64.

Le 2. Respiration normale en avant. Souffle moins fort, et râles sous-crépitants en arrière, à droite.

T. 36°,8. P, 72.

T. 36°,4. P. 60.

Le 3. L'amélioration persiste.

T. 36°. P. 48.

T. 36°,2. P. 52.

Le 4. Le malade s'est levé pendant trois heures. Plus de diarrhée. Les signes stéthoscopiques diminuent de plus en plus.

T. 36°. P. 48.

T. 36°,4. P. 54.

Le 5. Il ne reste plus dans la poitrine que quelques râles disséminés.

T. 36°,2. P. 48.

T. 36°,4. P. 60.

Le malade sort complètement guéri, le 10 mars,

OBSERVATION III.

(Tirée de la thèse du Dr Castex, 1879). — (Communiquée par M. le Dr Mazand).

Pneumo-typhus. Mort au 7e jour. Lésions intestinales au début.

Frisier, 21 ans, soldat au 119e de ligne, entre au Grós-Caillou le 8 février 1879. Cet hômme a été pris le 4 février d'un violent frisson avec tremblement des membres et claquement des dents, qui dure plus d'une heure.

Le lendemain, point de côté à gauche, sous le mamelon, puis toux avec crachats dont le malade ne sait pas indiquer les caractères. Le troisième jour seulement, vomissements et diarrhée qui se calment facilement.

Etat actuel. — Dyspnée très accentuée; peu de toux; expectoration muqueuse; point de côté sous le mamelon gauche. Face animée; agitation; inquiétude; langue couverte d'un enduit grisâtre, un peu sèche. Il n'y a plus de vomissements ni de diarrhée. Léger ballonnement du ventre sans douleurs ni spontanées, ni provoquées.

Pas de taches rosées. Peau très chaude. Pouls à 110. T. s. 40°,2. A l'auscultation, râles sibilants et ronflants dans tout le poumon droit; souffle tubaire avec bronchophonie manifeste, surtout au niveau de l'angle de l'omoplate gauche, mais s'entendant aussi au-dessous.

A la percussion, matité dans la moitié inférieure et postérieure du poumon gauche. Absence d'élasticité qui fait croire à une pleurésie s'ajoutant à l'hépatisation pulmonaire. Pas de déviation du cœur.

9 février. Même état général; beaucoup d'inquiétude; pouls toujours fréquent. T. 39°,6. Le souffle s'entend aujourd'hui plus haut dans la gouttière vertébrale. La dyspnée augmente. T. s. 40°.

Digitale, vésicatoire, diète, etc.

Le 10. Abattement; pouls petit et fréquent. Respiration précipitée. Lèvres violacées; mêmes signes locaux à gauche; râles muqueux à droite. Ballonnement considérable du ventre. T. m. 39°,5; s. 40°.

11 février. L'asphyxie progresse. Mort à 8 h. du matin.

Autopsie. — Adhérences lâches du poumon gauche avec la paroi thoracique : fausses membranes molles surtout en arrière dans la gouttière vertébrale et dans le sillon interlobaire. Le poumon gauche est volumineux; le lobe inférieur n'est plus qu'une masse compacte ne crépitant pas sous le doigt, tombant lonrdement au fond de l'eau, présentant à la coupe une surface grisâtre, d'où le raclage fait sourdre du pus. Congestion de la base du poumon droit. Bronchite dans le reste des poumons.

L'incision du péricarde donne issue à 200 grammes environ de liquide citrin. Cœur petit et flasque. Foie gras, gorgé de sang noirâtre et poisseux.

Rate volumineuse, friable.

Ganglions mésentériques hypertrophiés, mais non ramollis.

Reins normaux.

Intestins tympanisés et contenant peu de matières stercorales.

Neuf ou dix plaques de Peyer hypertrophiées dans la seconde moitié de l'iléon, quelques-unes longues de 2 ou 3 centimètres et larges de 8 à 10 millimètres, toutes blanches, grisâtres et peu saillantes. Follicules clos, isolés, augmentés de volume, formant un semis très abondant surtout auprès de la valvule. Pas d'ulcération ni même de commencement de nécrose à la surface des plaques.

Rien dans le gros intestin.

Méninges crâniennes congestionnées.

OBSERVATION IV.

(Recueillie par M. J. Bœckel à la clinique de M. Schutzenberger.
Gazette médicale de Strasbourg, 1872).

**Pneumonie gauche. Phénomènes généraux typhoïdes prédominants.
Prodromes très accusés. Origine infectieuse probable.**

La nommée Sch..., 42 ans, veuve et mère de plusieurs enfants, entre le 16 décembre 1871 à la salle 48 (n° 10). Elle n'a jamals été malade et toutes ses couches ont été heureuses.

Il y a sept jours, elle fut prise de céphalée, vertiges, bourdonnements d'oreille, d'inappétence, nausées, soif vive. Elle ne sait à quoi attribuer tous ces symptômes ; seulement elle nous dit que l'eau de la maison qu'elle habite (rue de Schiltigheim) a très mauvais goût et que souvent il lui semble qu'elle contient des animaux en putréfaction, ou de l'urine, tant son odeur est repoussante.

Trois jours après le début de son affection, elle fut prise de diarrhée, son ventre se ballonna, une fièvre plus intense s'alluma, et enfin elle se décida à entrer à l'hôpital.

Voici ce que nous constatons à l'examen :

Peau chaude. T. 40°,2 ; P. 100. Céphalée intense ; n'a pas dormi de toute la nuit. Soif vive ; langue râpeuse ; pas de nausées ; diarrhée intense ; selles extrêmement fétides, noirâtres et très liquides. Ventre ballonné, gargouillement dans la fosse iliaque droite, peu de sensibilité.

L'auscultation de la poitrine révèle en arrière et à gauche des râles très fins dans le lobe inférieur du poumon : il n'y a ni souffle, ni bronchophonie en cet endroit. Le poumon droit est normal.

Diagnostic. — Fièvre typhoïde avec bronchite.

Traitement. — Potion avec : acide phénique, 0,15 centigr. ; bains ; compresses fraîches sur le ventre, etc.

19 décembre. T. 40°,5 ; s. 40°,8. Délire. Râles plus abondants et plus humides dans la poitrine. Bains continués.

Le 21. Toujours même état. Température excessive ; un peu plus d'oppression ; légère cyanose de la face. Pour la première fois, submatité à la base du poumon gauche. Léger souffle. Râles fins disséminés dans tout le côté gauche.

Fortes ecchymoses aux deux fesses. Imminence de formation d'eschares.

On prescrit au lieu [d'acide phénique 39 centigr. de sulfate de quinine. Bains et compresses continués ; grand vésicatoire à gauche ; lotions avec eau blanche sur les fesses.

Le 22. Selles involontaires. Délire. Teint jaune sale. Faible expectoration sanguino-purulente. On ne donne qu'un bain ce jour-là ; sulfate de quinine continué.

Le 23. Eschare tendant de plus en plus à se former malgré les lotions à l'eau blanche.

Dyspnée plus intense. Expectoration plus abondante.

Ventre toujours ballonné. Plusieurs selles fétides et involontaires dans la journée. T. 39°,5. On suspend les bains et on les remplace par des lotions vinaigrées.

Le 24. Toux plus intense que les jours précédents ; expectoration de moyenne intensité. Mêmes symptômes du côté du ventre. Selles et urines involontaires. Cyanose des lèvres. Grande prostration. Eschare de la grandeur de deux pièces de cinq francs.

Le 25. Faiblesse extrême. Râlés trachéaux à certains moments de la journée. Fin prochaine.

Le 26. La malade s'éteint vers 11 heures du matin.

Autopsie, 20 heures après la mort. — On commence l'autopsie par l'ouverture de la cavité abdominale. Les intestins ne présentent rien d'anormal, ni dans leur situation, ni dans leur coloration. Les ganglions mésentériques sont normaux et nullement hypertrophiés. Les intestins ouverts et étalés ne présentent pas les altérations de la fièvre typhoïde qu'on s'attendait à y trouver : les glandes de Peyer et les follicules isolés ne diffèrent en rien dés glandes et des follicules normaux. Seule, la muqueuse est légèrement boursoufflée et présente un certain degré d'hyperhémie.

Passant alors à l'ouverture du thorax, on trouve le poumon gauche hépatisé du haut en bas. Sa consistance est molle et le doigt s'y enfonce comme dans une masse gélatineuse; pas trace de crépitation. A la section longitudinale, il s'en écoule une grande quantité de liquide séro-purulent; la surface de section présente une coloration grisâtre; en raclant cette surface avec le manche du scalpel, on fait sourdre un liquide purulent très abondant.

Poumon droit non altéré. Cœur normal.

Rien dans les autres organes.

OBSERVATION V.

(Tirée des leçons de clinique médicale de M. Bernheim).

Pneumonie typhoïde. Prodromes très accusés. Dégénérescence graisseuse du cœur et du foie. Hypertrophie splénique. Congestion rénale.

Cl..., 56 ans, tailleur, habite Nancy depuis le 15 avril; entré le 15 mai 1874 à l'hôpital.

Se dit malade depuis cinq semaines; mais depuis quinze jours seulement il ne peut plus travailler et a de l'inappétence; on l'a trouvé couché sur la place Stanislas; il dit avoir été chassé de son logement parce qu'il avait gâté son lit.

A son entrée, le soir, T. 40°; P. 100; R. 24.

Le lendemain, à la visite : T. 40°,3; P. 80; R. 20. Somnolence d'où on peut le tirer en l'interrogeant; il comprend les questions, mais ses réponses sont vagues et contradictoires; il se plaint de douleurs dans le flanc gauche depuis quatre jours.

L'examen des organes est négatif : on ausculte et on percute sans rien découvrir d'anormal.

Soir, T. 40°,8 ; P. 84 : R. 30.

17 mai. T. 39°,6 ; R. 40 ; P. 76. La respiration accélérée ce matin appelle de nouveau l'attention sur la poitrine.

On découvre une matité complète dans les fosses sus et sous-épineuse gauches jusqu'à l'angle de l'omoplate, et, à l'auscultation, du souffle et des râles crépitants ; à la base, absence presque complète du bruit vésiculaire. A droite, dans la fosse sus-épineuse, submatité et respiration soufflée. Pas d'expectoration. Ventre bouffi, gargouillant ; constipation depuis son entrée ; langue blanchâtre. Rétention d'urine ; 1,340 gr. d'urine dans la vessie, acide, densité 1,018, contenant 36 grammes d'urée et 2 gr. 47 d'albumine. Le malade répond assez bien aux questions.

Soir, T. 39° ; P. 84 ; R. 30.

Le 18. T. 38°,4. P. 72. R. 28. Même état général et local. Soir, T. 39°,2. P. 80. R. 32.

Le 19. T. 39°. P. 80. R. 40. Selles involontaires. Teinte subictérique des conjonctives ; délire ; rétention d'urine ; ventre ballonné, peu sensible à la pression. Râles trachéaux à distance ; matité occupant toute la hauteur en arrière et à gauche, avec souffle intense et râles.

Mort le 20 mai.

Autopsie. — OEdème sous-pleural avec fausse membrane sur le lobe supérieur du poumon gauche ; hépatisation de ce lobe qui est rouge foncé, résistant, compact, plonge dans l'eau. A la coupe, coloration jaunâtre uniforme ; petites bronches remplies de filaments ramifiés, élastiques qui peuvent se poursuivre dans les grosses bronches et dans les ramifications fines, elles sont constituées par de la fibrine et de l'épithélium. Dans le poumon droit, au sommet, noyau d'hépatisation du volume d'un œuf. Engouement des deux bases. Il y a 150 gr. de sérosité sanguinolente dans le péricarde. Cœur friable et mou ; absence de lésions valvulaires, mais plaques athéromateuses dans l'aorte. Foie volumineux, gras, friable. Rate volumineuse, assez ferme. Reins très congestionnés, friables. Absence de lésions intestinales ; pas de lésion intra-crânienne.

OBSERVATION VI.

(Tirée des leçons de clinique médicale de M. Bernheim).

Pneumonie gauche. Symptômes généraux infectieux prédominants.
Altération des principaux viscères.

C..., 26 ans, cultivateur, entre à Saint-Charles le 27 février 1874. Sort de prison, se disant malade depuis trois jours après avoir toujours été bien portant. D'après les renseignements pris à la maison d'arrêt, cet homme habituellement sournois, à l'intelligence déprimée, très vorace, ne mangeait plus dans les quinze derniers jours et restait couché derrière le fourneau. Les trois derniers jours, on le mit à l'infirmerie, où le Dr Lemoine diagnostiqua une fièvre typhoïde, et le malade fut envoyé à l'hôpital.

A son entrée, 27 février, soir, T. 40°,5. P. 132. R. 28.

28 février, au matin. T. 40°,5. P. 120. R. 18. Le malade dit avoir des vertiges et mal partout; il ne donne aucun renseignement, bien qu'il semble comprendre toutes les questions, il répond à peine. Face pâle, hébétée. Langue blanche au milieu, rouge sur les bords. Clignement continuel des yeux ; les deux globes oculaires se dirigent le plus souvent en dehors et en haut. Secousses musculaires de la face ; pas de grincements de dents ; pas de contracture. Les pupilles se contractent bien, mais la droite est un peu plus dilatée ; vision bonne. Le malade mange très peu, refuse toute espèce de médicament, regarde en l'air comme s'il avait des hallucinations de la vue. Respiration calme ; on ne découvre rien d'anormal, ni du côté de la poitrine, ni du côté de l'abdomen.

28 février, soir. T. 40°,4. P. 120. R. 24. Même état.

1er mars. T. 40°,8. R. 24. P. 120. Pas de selles depuis avant-hier. Ventre plat sans taches rosées. Gargouillement. Pas de symptômes du côté de la poitrine. Même état cérébral Reste assez calme, rêveur et parlant peu.

Le soir, T. 41°,1. P. 128. R. 20. Dans la nuit, le malade se lève et marche dans la salle. Il a une selle liquide involontaire.

Le 2. T. 41°. P. 124. R. 20. Tousse sans expectoration. Toujours mouvements singuliers des yeux. Gargouillement dans la fosse iliaque droite. Le malade délire dans la journée, urine sur le plancher, lance des coups de pieds à l'infirmier, a des selles et des urines involontaires, crie et chante dans la nuit.

Le 3. *T.* 40°,5. P. 120. R. 26. Même aspect. Regard vague. Haleine fétide. Langue blanche, poisseuse. (Le diagnostic de fièvre typhoïde dans le cours du 3ᵉ septénaire semble confirmé.) — Traitement : Sulfate de quinine, 1 gr.

Le 4. T. 39°,8. P. 128. R. 28. Langue sèche, jaunâtre Amaigrissement. Gargouillement dans la fosse iliaque droite. Regard haineux. S'est encore levé dans la nuit; a uriné contre le mur; a moins crié que la nuit précédente. A l'examen de la poitrine, on constate un affaiblissement général du bruit vésiculaire, surtout en arrière et à gauche.

Soir. T. 40°,2. P. 140. R. 48. A pris 1 gr. de quinine en une fois dans la matinée.

Le 5. T. 39°,4. P. 120. R 32. Dans la nuit, délire agité. Selles et urines involontaires. Langue rouge et sèche. Adynamie. Agitation des yeux divergents. Dans les poumons, affaiblissement du bruit vésiculaire et submatité dans les bases. Expiration soufflée vers les omoplates. Abattement considérable.

Le 6. Abattement extrême. Le malade est tranquille, pâle, cyanosé. Respiration laborieuse. Succombe à 1 heure.

Autopsie. — Dans le péricarde, quelques cuillerées de sérosité liquide. Cœur mou, friable, sans altération valvulaire. Sang noir, sirupeux, sans caillots dans les cavités. Au microscope, on constate que les globules rouges sont crénelés et accolés par leurs bords; il y a de plus une augmentation notable des globules blancs. Les plèvres ne renferment pas de liquide Le poumon droit ne présente qu'un peu de congestion à la base. Le lobe inférieur du poumon gauche offre une consistance très dure. Il est compacte, homogène, grisâtre, plongeant dans l'eau. A la coupe, il s'écoule de toutes les petites bronches une grande quantité de spumosité purulente.

Foie volumineux, très gros. Rate volumineuse et friable. Absence complète de lésions intestinales et d'engorgement des ganglions mésentériques.

La substance corticale des reins présente un léger degré de dégénérescence graisseuse.

Le cerveau, sauf une injection assez prononcée des méninges et un état sablé, n'offre rien de particulier ; pas d'épanchement sous-arachnoïdien ni ventriculaire.

Observation VII.

(Extraite de la relation d'une épidémie de pneumonies, par M. Forget,
Gazette méd. de Strasbourg, 1856).

Pneumonie à marche foudroyante d'origine palustre probable.

Un jeune homme de 17 ans, de bonne constitution, est apporté le
26 avril de la colonie d'Ostwald. Point de renseignements anamnestiques.
État comateux. Gémissements. Contracture des avant-bras, face colorée ;
yeux parfois convulsés : pupilles non dilatées ; pouls petit et fréquent.

La palpation de l'abdomen et du rachis paraît douloureuse. Rétention
d'urine (cathétérisme) ; urines non albumineuses.

L'auscultation, imparfaitement pratiquée, révèle des râles crépitants en
arrière et en bas.

Traitement : 30 sangsues à la base du crâne (en 3 applications successives) ; frictions stibiées sur le cuir chevelu.

Agitation et délire la nuit. Mort le matin du 27.

Autopsie. — Hépatisation rouge du lobe inférieur du poumon gauche.
Splénisation postérieure du poumon droit. Quelques fausses membranes
et un peu de sérosité dans les plèvres.

Dans le crâne et le rachis, on ne constate qu'un peu d'engorgement des
sinus et un léger pointillé de la substance cérébrale. Quelques plaques
pointillées dans l'intestin grêle.

Des renseignements recueillis postérieurement, il résulte que le malade se portait encore très bien le 25, lorsqu'il fut pris le 26 à 2 heures
du matin de dyspnée, point de côté, crachats sanguinolents. Porté le ma-
in même à l'hôpital, il n'a perdu connaissance que dans le trajet.

Quelques jours auparavant, le 20 avril. on avait apporté à 6 h. du soir
un autre colon d'Ostwald. pris à 1 h. de l'après-midi de frisson, point de
côté, vomissements bilieux, état comateux d'emblée ; il mourut dans la
soirée. A l'autopsie, pneumonie au 2e degré (en douze ou quinze heures !),
Rien de particulier dans l'encéphale.

RESUME — CONCLUSIONS

Si nous résumons maintenant dans une vue d'ensemble les faits exposés dans le cours de ce travail, nous voyons que dans tous ces faits la pneumonie tire son caractère infectieux de diverses circonstances.

1° *Etiologie*. — L'inflammation du poumon a été en relation intime avec une maladie générale infectieuse dont elle constituait la principale et souvent l'unique détermination. Dans les épidémies de prison, corrélation étroite entre l'apparition de la maladie et le développement de l'encombrement, prédisposition spéciale des nouveaux arrivants. Dans d'autres cas, apparition subite de la maladie sous forme d'épidémie locale coïncidant avec l'apparition d'une cause d'infection connue et disparaissant avec elle. Dans d'autres cas enfin, la contagion a paru très probable.

2° *Symptômes*. — La maladie a débuté par des prodromes plus ou moins prolongés, analogues à ceux de la fièvre typhoïde, ou au contraire, par la sidération brusque du système nerveux des intoxications septiques suraiguës.

Prédominance très marquée des symptômes généraux ataxo-adynamiques des fièvres infectieuses. Gonflement de la rate souvent dès le début. Albuminurie intense souvent aussi dès le début. Hémorrhagies par diverses voies, notamment par la voie pulmonaire. Ictère. Souvent aussi complications cardiaques ; parésie du cœur, faiblesse et irrégularité du pouls, syncopes.

Durée plus longue que celle de la pneumonie ou au contraire marche très rapide. Mort possible, dès le début, par paralysie cardiaque. Dans les cas de guérison, longueur de la convalescence.

3° *Anatomie pathologique.* — La lésion pulmonaire qui, dans certains cas, paraît appartenir à la variété hémorrhagique de la pneumonie, coïncide avec des altérations très fréquentes du cœur, du rein et du foie.

Du côté du cœur, endocardite, péricardite purulente ou hémorrhagique, dégénérescence graisseuse du myocarde. Du côté des reins, néphrites présentant très probablemen les caractères des néphrites infectieuses dans beaucoup de cas ; dans d'autres, néphrites parenchymateuses, suivies quelquefois de néphrites chroniques.

Du côté du foie, dégénérescence graisseuse.

Altération du sang propre aux maladies infectieuses, sang noir, poisseux, etc. Hypertrophie de la rate souvent ramollie et diffluente. Dans un certain nombre de cas tuméfaction des follicules intestinaux.

Collections purulentes dans divers organes, la plèvre notamment. La pleurésie coïncide du reste presque toujours ici avec la pneumonie.

4° *Pathologie expérimentale.* — Dans plusieurs cas on a pu chez les animaux déterminer des lésions toutes semblables en même temps qu'une pneumonie, par l'inoculation de liquides extraits des poumons hépatisés.

Nous croyons donc pouvoir poser les conclusions suivantes :

1° La pneumonie lobaire aiguë n'est pas toujours le résultat de l'action du froid : dans bien des cas elle reconnaît pour cause la pénétration dans l'organisme d'un agent infectieux.

2° Dans plusieurs cas, cet agent infectieux paraît être le même que celui de la grippe, de la fièvre typhoïde, de l'intoxication palustre ou de la septicémie puerpérale. Dans les cas où sa nature ne peut être soupçonnée, il est permis de croire qu'on a affaire à un agent spécial, peut-être les monadines de Klebs.

3° Les faits de contagion les plus certains paraissent dépendre de la nature du poison générateur de la maladie.

TABLE DES MATIÈRES

Paris. — Typ. A. PARENT, A. DAVY successeur, rue M.-le-Prince, 29-31.

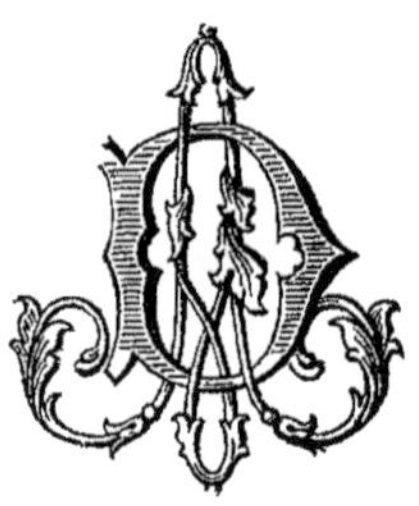